脑卒中患者的

主编·周兰姝

回归之旅

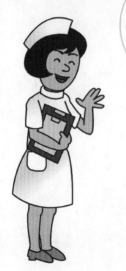

上海科学技术出版社

图书在版编目（ＣＩＰ）数据

脑卒中患者的回归之旅 / 周兰姝主编. -- 上海：
上海科学技术出版社，2020.5（2022.1重印）
ISBN 978-7-5478-4515-8

Ⅰ. ①脑… Ⅱ. ①周… Ⅲ. ①脑血管疾病—护理—问
题解答 Ⅳ. ①R473.54-44

中国版本图书馆CIP数据核字(2019)第136828号

脑卒中患者的回归之旅
主　编　周兰姝

上海世纪出版(集团)有限公司
上海 科 学 技 术 出 版 社　出版、发行
(上海市闵行区号景路 159 弄 A 座 9F‐10F)
邮政编码 201101　　www.sstp.cn
浙江新华印刷技术有限公司印刷
开本 787×1092　1/16　印张 15
字数：230 千字
2020 年 5 月第 1 版　2022 年 1 月第 2 次印刷
ISBN 978‐7‐5478‐4515‐8/R·1880
定价：49.00 元

内容提要

　　本书以脑卒中患者及其家属为读者对象，以问题的形式展开，从脑卒中的基本知识及救治开始，重点阐述患者康复及功能训练，以及家庭功能评估和支持等方面内容。

　　本书兼备科学性、通俗性和实用性，注重科学化的脑卒中循证护理证据，将循证护理理念贯穿始终，并结合国内外脑卒中护理新进展；文字简明，内涵丰富，举例、比喻和图片的形式，使内容生动形象，用通俗易懂的语言和插画，清楚地解释脑卒中自我护理的各种知识和技巧；同时，注重转变医院护理的思路，强调居家简便护理的重要性。

　　本书为脑卒中患者及其家属提供操作性强、简单易实施的自我护理知识和技巧。希望脑卒中患者通过恰当、有效的护理早日康复，回归家庭，回归社会。

前　言

　　脑卒中是我国重大的公共卫生问题，具有发病率高、病死率高、致残率高、复发率高的"四高"特征。近年来，我国脑卒中疾病负担呈暴发式增长的态势，每年新发脑血管病患者约 270 万，每年用于治疗脑卒中的费用高达 400 亿元。随着医疗技术的不断发展，脑卒中的病死率有所下降，随之而来的是脑卒中后幸存者的数量在不断增加。

　　对大多数脑卒中患者及其家人而言，脑卒中后的康复之路是艰难的"回归之旅"。由于脑卒中本身对神经系统的影响，许多患者出院时仍伴有不同程度的肢体、认知、语言、吞咽功能障碍，需要通过康复训练逐渐恢复。然而，目前我国民众对脑卒中相关知识的认知严重不足。由于缺乏科学专业的护理知识，脑卒中患者肺炎、消化道出血、压疮感染、肺栓塞、误吸等并发症发生率居高不下；同时，由于未能在日常生活中采取积极有效的预防措施，相当一部分人会复发。因此，为应对各类功能障碍、多种潜在并发症及高复发风险等难题，亟需对脑卒中患者及其家人普及科学的居家护理知识和技术。因此，本书编者希望通过编写本书，既帮助患者提升康复护理技能，又帮助照顾者提升照顾技巧，令他们能更顺利地度过这段艰难时光。

　　编者及所在团队是全国护理学 A+ 学科。前期，在上海市Ⅰ类高峰学科、国家社会科学基金、上海市优秀学科带头人项目、上海市卫生系统第二批优秀学科带头人计划、扬帆人才计划、浦江人才计划等项目资助下，通过系统研究，了解了脑卒中后早期及中期患者的身心特点和康复需求发展轨迹，基于循证研究构建 19 个主题的脑卒中循证护理方案，为脑卒中后康复护理提供了技术标准；并在全国 17 个省、市、自治区建立了 54 家脑卒中护理示范基地，进行技术标准转化、验证和推广。本书章节的安排正是基于前期需求调研的结果，在内容上尽可能覆盖脑卒中患者和照顾者亟需的护理知识及技术，如脑卒中的基本常识、早期识别、急诊救治、病房早期治疗及后续各方面功能的康复护理等；而书中很多居家护理的知识和技术的撰写，都融入了循证研究的最新结果。

我们深知，尽管本书提供了基本的脑卒中护理知识和技能，但将其在日常生活中自如运用却并非易事。为此，我们在编写时，力求将复杂的专业术语转化为通俗易懂的语言，并配以大量的漫画或图片辅助说明，后期还将出版配套的音频和视频，使知识要点更加形象直观，以协助患者及其照顾者更好地理解和掌握本书的内容。

本书的编者大多是从事多年临床和教学工作的护理人员，其中绝大多数具有硕士以上学历，半数以上有国外留学经历，具有丰富的科研和临床经验。在编写过程中，编者结合自己的临床实践及科研成果，参考了众多国内外文献，编撰成文。尽管我们做出了很大努力，但本书难免存在疏漏甚至错误，敬请读者批评指正。

周兰姝

医学博士、教授、博士研究生导师

中国人民解放军海军军医大学护理学院

2020 年 1 月

编者名单

主　编

周兰姝

副主编

李玉霞　朱晓萍　王　莹

编写者
（以姓氏笔画为序）

王　莹　上海市第一康复医院

朱晓萍　同济大学附属第十人民医院

刘　睿　上海健康医学院护理与健康管理学院

刘智慧　海军军医大学护理学院

许雅芳　复旦大学附属华山医院

孙婷婷　上海市第一康复医院

杜敏霞　新乡医学院护理学院

李　娟　海军军医大学护理学院

李玉霞　上海中医药大学护理学院

李冬梅　海军军医大学附属长海医院

李学美　海军军医大学护理学院

沈艳梅　上海市第一康复医院

张　兵　海军军医大学护理学院

张　薇　海军军医大学护理学院

张笑平　海军军医大学附属长海医院

陈雪梅　海军军医大学护理学院

金爱萍　同济大学附属第十人民医院

周　璇　海军军医大学护理学院

周兰姝　海军军医大学护理学院

庞亚娟　海军军医大学护理学院

孟宪梅　武汉大学健康学院

胡　敏　海军军医大学附属长海医院

姚志珍　上海市浦东新区沪东社区卫生服务中心

贺亚楠　同济大学附属东方医院

翁瑛丽　海军军医大学护理学院

编写秘书

陈雪梅　海军军医大学护理学院

张　薇　海军军医大学护理学院

目 录

脑卒中的基本知识及救治

脑卒中的康复护理

— 044 —

脑卒中的照顾知识、技能及资源

150

脑卒中的基本知识及救治

在这一篇中，我们首先会向您介绍一些脑卒中的基本知识，然后告诉您如何快速识别自己或身边的人是否发生了脑卒中，以及脑卒中发生后急救的流程和注意事项，最后我们还将介绍脑卒中患者在病房治疗中需要注意的方方面面。

脑卒中基本常识

近年来，随着人口老龄化的加速以及经济发展所致生活方式的改变，慢性病成为危害大众健康的主要问题。而脑卒中是慢性病中致死率和致残率最高的一种疾病。

任何疾病的临床表现都与发病部位的解剖和生理特点有关，脑卒中也不例外。下面将通过介绍脑的构成以及脑血管的分布、作用等基本常识，带领大家认识脑卒中。

 老王和老赵在医院门诊相遇，他们发现彼此身体都有一侧偏斜，行走也都不稳，于是闲聊起来。老王说自己前几个月发生了脑梗死，走路不稳就是这个病留下的后遗症。老赵则回应说自己几年前发生了脑溢血，自那以后就一直走路不稳。两人感到很奇怪，明明得的病名字不同，但为什么表现如此相似？两人拿出病历来，发现老王病历上写着"额叶脑卒中"，老赵病历上写着"小脑脑卒中"。这究竟是怎么回事呢？

老王的脑梗死和老赵的脑溢血是同一种疾病吗？

什么是脑卒中？

脑卒中、脑中风、脑梗死、脑溢血，有什么区别？

"脑中风"学名"脑卒中"，是指由于脑部血管突然破裂或阻塞，引起脑组织损伤的急性脑血管疾病。分为缺血性脑卒中和出血性脑卒中。

1. **缺血性脑卒中（俗称"脑梗死"）**·是指由于给脑供血的动脉出现狭窄或闭塞，导致脑供血不足，从而引起的脑组织缺血、缺氧、坏死。约占脑卒中发病总数的 85%。

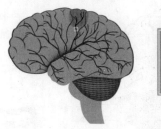

缺血性脑卒中

2. **出血性脑卒中**（俗称"脑溢血"）· 是指非外伤因素导致脑内微血管破裂，继发血液炎性刺激及血肿压迫，导致脑组织水肿，从而引起脑实质缺血、缺氧。约占脑卒中发病总数的 15%。

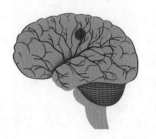

出血性脑卒中

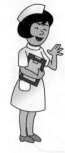

 脑梗死和脑溢血都属于脑卒中。大脑从血液中获取氧供，无论是脑梗死还是脑溢血，都是大脑的血液供应中断或减少，致使脑细胞严重缺血、缺氧，导致脑卒中发生。

老王的脑卒中发生在大脑，老赵的脑卒中发生在小脑，为什么他们的症状却很相似呢？这与脑的构成及功能有关。

脑由哪几部分组成？

1. **脑的构成**· 脑部包括大脑、间脑、小脑、脑干四部分。
2. **脑的功能**· 大脑是人体的司令部，脑部不同的部位主管不同的功能。脑部某一区域受损，就会表现出相应的功能障碍。

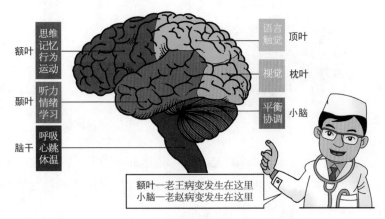

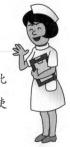

脑各部位的功能

 分析 老王的脑卒中发生在大脑额叶,额叶是运动中枢,因此运动功能受到影响,出现走路不稳。老赵的脑卒中发生在小脑,使平衡协调功能受到影响,因此走路也不稳。

脑卒中是各种原因导致局部脑组织供血不足,引起相应供血区域的脑组织缺氧、坏死,进而影响脑功能。

脑血管的分布与作用是怎样的?

1. 脑血管的分布与作用 · 脑血管包括脑动脉和脑静脉。脑动脉就像"灌溉系统",给脑带来能量和氧;脑静脉就像"排水系统",带走脑的代谢产物和二氧化碳。

2. 侧支循环的建立 · 脑血管除经动脉—毛细血管—静脉相通外,在动脉与动脉之间,静脉与静脉之间,甚至动脉与静脉之间,可借吻合管形成血管吻合。这种血管吻合叫作侧支循环,它有调节血流的作用。如某一动脉干发生阻塞(如血栓、结扎等),侧支循环便可以绕过阻塞部位,将血液送至受阻动脉供血的相关区域,使该区域得到足够的血液供应而不致发生坏死。

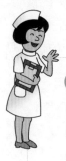

 人脑重量仅占体重的 3％,但其所需血液灌注量占全部心排血量的 16％～17％,耗氧量占全身耗氧量的 20％～30％。脑对血液和氧供极其依赖,长时间严重缺血、缺氧会对脑造成不可逆的损害,从而遗留各种功能障碍。

对于脑卒中而言,早期预防、避免脑卒中的发生才是最重要的。因此必须了解脑卒中的危险因素,积极主动地改变不良的生活方式。

脑卒中的高危因素有哪些?

脑卒中的发生常和一些因素有关,这些因素就是我们常说的危险因素。研究发现,90％的脑卒中风险归因于十个可控危险因素(见下图),控制好这 10 个因素,可以预防脑卒中的发生。

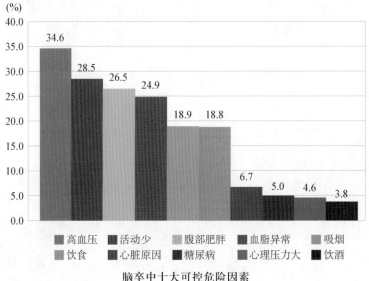

脑卒中十大可控危险因素

很多患者由于平时对健康知识关注或了解不足，没有做好脑卒中的预防，才导致了脑卒中的发生。

想知道自己是不是容易发生脑卒中的高危人群，可以通过下面的表格测一测。

脑卒中 8 项危险因素（适用于 40 岁以上人群）		
高血压	☐	≥140/90 mmHg
血脂情况	☐	血脂异常或不知道
糖尿病	☐	有
吸烟	☐	有
心房颤动	☐	心跳不规则
体重	☐	明显超重或肥胖
运动	☐	缺乏运动
脑卒中家族史	☐	有
评估结果	高危	☐ 存在 3 项及以上上述危险因素
		☐ 既往有脑卒中(中风)病史
		☐ 既往有短暂脑缺血发作病史
	中危	☐ 有高血压、糖尿病、心房颤动之一者
如果您是脑卒中高危人群，请立即向医生咨询脑卒中的预防知识！		

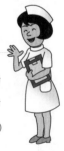

分析 如果早期及时控制脑卒中"十大可控危险因素"，90％的脑卒中都可以避免。国家卫生健康委员会从 2015 年启动脑卒中防治工程，预计通过控制脑卒中的危险因素，10 年内将会有 600 万人可以避免死于脑卒中。

（庞亚娟　张　兵）

脑卒中的早期发现

脑卒中是一种急、危、重的疾病，诊疗必须争分夺秒。一旦发生脑卒中，早期、快速地判断是关系到患者预后和患病后生活质量的关键。

"时间就是大脑"。目前认为脑卒中发病 6 小时内到达医院并且接受有效的治疗，可以最大限度地挽救大脑的功能。下面将阐述围绕脑卒中的常见症状，怎样快速识别脑卒中，以及自己或亲友发生脑卒中该怎么办等问题。

掌握这些知识能够帮助脑卒中患者第一时间得到及时、有效的治疗。

 王老伯 60 岁，高血压病史达 10 年，血脂高，口味偏咸，爱吃肥肉，不爱运动，降压药服用不规律。今早起床时发现左手有点乏力，不能握紧手中杯子；行走有点不稳，感觉向左侧偏斜；刷牙时漱口水吐不出来，说话也不清晰。王老伯很奇怪，自己这是怎么了？

王老伯的老伴说，他的情况跟社区医生宣传的脑卒中很像。王老伯是发生脑卒中了吗？

脑卒中有哪些症状？

脑卒中常见的 12 种症状如下：口角歪斜、流口水、眼前发黑、看东西重影、突然耷拉眼皮、手脚麻木无力、晕倒、突然头痛、站立头晕、走路跑偏、睡不醒、爱忘事。

其中绝不能忽视的脑卒中早期症状包括以下几个方面：

1. **运动麻痹**·吃饭时筷子掉落；走路没有劲儿，半侧麻木。
2. **语言障碍**·突然舌头不灵，说不出话。

3. 感觉异常·半身麻痹，口歪、眼斜。

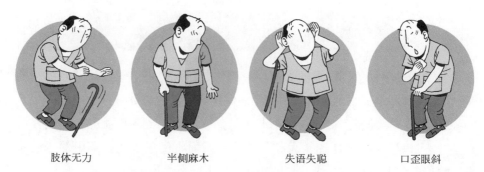

肢体无力　　　　半侧麻木　　　　失语失聪　　　　口歪眼斜

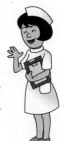

分析　案例中王老伯 60 岁，有高血压、高血脂，又不爱运动，是脑卒中的高危人群。他出现了肢体麻痹和言语功能障碍，因此很有可能发生了脑卒中。

案例　王老伯老伴说他胳膊没力、说话不清楚的表现跟社区医生宣传的脑卒中很像，但王老伯觉得肯定是高血压又犯了，于是卧床休息。下午王老伯感觉胳膊抬不起来了，脸也歪了，幸好王奶奶买菜回到家，赶紧拨打了 120 急救电话，将王老伯送往医院救治。

王老伯是脑卒中高危人群，又出现了脑卒中的症状，但缺乏脑卒中早期急救的意识，很有可能错过救治的黄金时间。那我们怎样才能对脑卒中做出早期判断呢？

如何快速识别脑卒中？

急性缺血性脑卒中黄金治疗时间为 4.5 小时，治疗越早效果越好，必须争分夺秒。迅速识别脑卒中，应牢记"120"口诀。

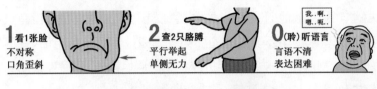

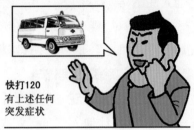

快打120
有上述任何
突发症状

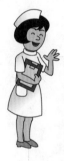

分析　案例中王老伯出现脸歪、左侧胳膊无力、说话吐字不清等症状，完全符合"120"口诀。有脑卒中高危因素的患者（如高血压患者），必须要掌握脑卒中早期快速识别和处理的方法。案例中的王老伯因为没有及早识别脑卒中的症状，耽误了最佳救治时间。

幸好王老伯的老伴及时回家，赶紧拨打了 120 急救电话。那么如果是独居的脑卒中患者，怀疑自己发生脑卒中又该怎么做呢？

怀疑自己发生脑卒中，该怎么办？

独居的人一旦怀疑发生脑卒中，需立即做好以下几件事情。

1. 保持情绪冷静・如果怀疑发生脑卒中，不要焦虑和恐惧！您还有意识、能思考，说明情况还没有到最坏的地步；而坏情绪会影响血压和心率，加重病情。所以此时要控制情绪，让自己冷静下来。

2. **呼叫120和寻求帮助**·如果您身边有其他人，应立即告知或示意他们自己发生脑卒中了，请他们快速帮忙拨打急救电话。如果您身边没有其他人但是您有手机，您可以使用还能活动的那侧肢体拨打120急救电话，并尽快拨打您亲属的电话。如果您身边没有手机或者其他通信设备，请尽量移动到有人的地方或者发出声响引起他人注意，寻求帮助。

3. **记住发病时间**·发病时间对急救治疗方案的选择具有重要意义，因此一旦您发现或意识到发病了，应立即记下时间。如果忘记了，也不要紧张，在您打电话或寻求帮助时，电话或手机都会有时间记录。

4. **尽快赶往医院**·请一定要记住，无论您的症状多轻微（即使您能正常行走），都不可自己开车去医院，一定要让他人开车送您去医院，或者坐120急救车去医院。如果您的症状较重，请尽量联系120急救车。

5. **准备相关物品**·让亲友、同事或其他在场的人帮忙取医保卡/本、现金或者可以用于缴费的银行卡。如果您身边没有他人，您在等候他人或者等候120

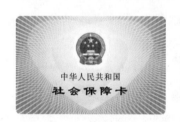   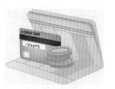

脑卒中患者发病后需要的物品清单

序号	物　品	重要性等级
1	医保卡/病历本	强
2	现金或银行卡	强
3	手机	强
4	身份证	中
5	平时吃的药	弱
6	毛巾或餐巾纸	弱
7	洗漱用品	弱

急救车期间,坐着休息不要来回走动,以减少氧气的消耗。如果暂时无法获取以上物品时,也不要耽误,最重要的是在最短的时间赶往医院!

发现亲友得了脑卒中,该怎么办?

1. **亲友发病后禁止做的事情**·禁止"随意挪动患者";禁止"背""摇""喂水"或"自行喂药";禁止"掐人中"。

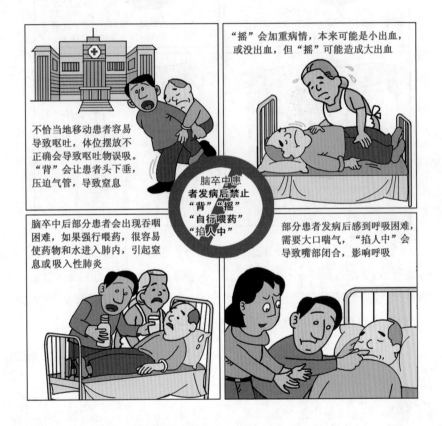

2. **立即拨打 120 急救电话并准备就医**·应立即拨打 120 急救电话,准确告知急救人员患者所在的具体位置,并客观、准确地回答急救人员的提问。

3. **体位摆放**·如果患者突然倒地或者意识不清,在拨打急救电话后等待急救车期间,为防止患者气道阻塞或者呕吐物误吸。应将患者摆放于合适的体位,最好是侧卧;若要平躺,应将头偏向一边。

（1）侧卧位的摆放方法：详见下图。

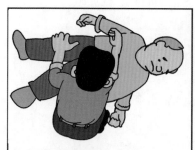

① 跪在患者胸部侧方，把患者脸部朝向你并向后仰，保持气道通畅

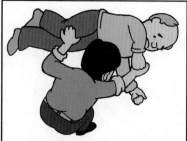

② 将患者靠近你的那只手臂摆在他的身旁，将较远的腿架在另一条腿上

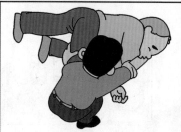

③ 一只手保护并扶着患者头部，另一只手抓住他髋部的衣服，迅速用力地拉患者的身躯，使患者朝你的方向侧翻

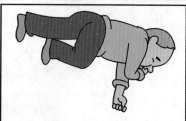

④ 重新调整头部姿势，保持气道通畅，将患者上方的一条腿屈曲，另一只手臂小心拉好，使患者身体平衡，防止向后翻转

（2）平卧位的摆放方法：先使患者平躺在平地或床上，头偏向一侧，不要垫枕头，解开衣服最上面的扣子，去除口腔分泌物、假牙，保持呼吸道通畅。可以通过听呼吸音来判断呼吸道是否通畅。正常的呼吸音是规律而平静的"ha……ha……"，气道有阻塞会发出像打呼噜一样的声音。

分析 急性脑卒中患者救治每延误 1 分钟，大约导致 190 万个神经元、140 亿个神经突触、12 千米长的有髓神经纤维发生不可逆性死亡。尽快将脑卒中患者送到医院接受检查、治疗非常重要，急救车到来之前，患者和家属进行正确的现场处置也非常重要。

（庞亚娟　张　兵）

脑卒中的急救诊治

据科学研究发现,每延误 1 分钟,突发脑卒中患者大约就有 190 万个神经细胞发生不可逆性死亡。因此,对急性脑卒中患者而言,尽快将其送到医院接受检查和治疗非常重要。

急性脑卒中患者到达医院后如何尽快就诊? 可能需要做哪些检查和治疗? 现在请大家跟随我们来到医院急诊科,了解相关的急诊、急救流程。

案例　　患者老李,男性,50 岁,平时工作忙、压力大,既往有心房颤动病史。1 小时前在工作时突然出现言语含糊、嘴角歪斜、左侧肢体无力。同事小陈和小王立即将其送往医院。

 小陈和小王很少来医院。小陈认为应带老李看急诊,因为急诊快;小王认为应该到门诊找专家看,专家看病技术好。那么老李到底应该看急诊还是看门诊呢?

发生脑卒中后应去门诊还是急诊?

1. 门诊和急诊的区别·门诊分科细,医生更专业,但是节假日和周末一般不开放。急诊注重抢救,24 小时开诊,节假日和周末也不休息;但是所有来急诊就诊的患者必须经过预检分诊,非急诊患者医院急诊科有权利拒绝接诊。

2. 突然发病的脑卒中患者到医院后应立即看急诊·发病急、首次发病、症状明显或者严重者,应立即前往急诊进行诊断和急救。

如果已经发病好几天而症状又比较轻时,建议去门诊。

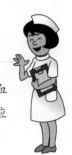

分析　老李发病急且有心房颤动病史，很可能是心房颤动时血栓脱落导致了急性缺血性脑卒中，尽早确诊将会大大改善预后，应立即看急诊。

到急诊室后如何快速就诊？

患者送达急诊后，一般要在预检分诊台进行分诊、挂号，根据挂号顺序就诊。

1. **到达急诊后首先找到预检分诊台**·急诊预检分诊台有专业的医护人员对患者进行分诊和分级。但是分诊、分级前，他们需要获取一些关键信息，因此，面对医护人员的询问，患者或者陪同人员应该明确而快速地告诉医务人员，"有哪些不舒服""什么时候发病的""以前得过什么病""现在或近期有无在吃的药物"等，并配合医护人员的安排。

同时预检分诊台工作人员会为患者测量生命体征，评估患者的全身情况。经过预检分诊评估，如果患者的情况确实非常紧急或危重，医护人员会开通脑卒中绿色通道，并护送患者进入脑卒中中心进行救治。

2. **挂号**·预检分诊后护士会在患者病历内标注挂号科室，请带好就诊磁卡和病历到挂号窗口进行挂号缴费。只有挂号后医生的电脑系统里才会有患者的基本信息，才可开具相关检查申请单以及做进一步的治疗。如果您是患者家属，请放心，在您去缴费之前以及缴费时，医护人员同时会根据患者的情况给予必要的应急处置；如果您是患者本人，医护人员会安排人员协助您或替您挂号。

3. **医生诊疗**·医生会对患者进行全面的检查和评估，并开具相关检查、检验的申请单，这些检查和检验都是明确诊断和指导治疗方案的重要依据。作为患者家属，您接下来重要的工作是配合医护人员为患者完成各项检查、检验和治疗。

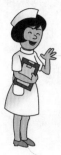

分析　经过指点后，小陈、小王陪老李到达急诊预检分诊台，预检分诊台工作人员对老李进行了全身评估，并立即安排脑卒中专科的杨医生陪同老李。

案例　经过详细询问病史，并进行全身体格检查后，杨医生高度怀疑老李得的就是急性脑卒中。杨医生让小陈、小王赶紧联系老李的家属。杨医生说计算机体层摄影(CT)与计算机体层灌注(CTP)是脑卒中确定性检查的重要项目，也是治疗的依据，在做 CT 检查前还要进行充分评估，在家属没有来之前，希望他们两人能积极配合。

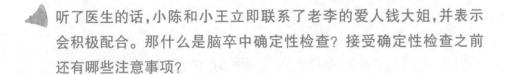

听了医生的话，小陈和小王立即联系了老李的爱人钱大姐，并表示会积极配合。那什么是脑卒中确定性检查？接受确定性检查之前还有哪些注意事项？

确诊脑卒中的检查项目有哪些？

　　脑卒中的确定性检查指的是可以帮助医生确诊脑卒中的检查项目，包括头颅 CT、头颅 CTP。

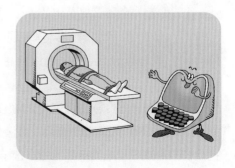

　　1. **头颅 CT**·对于脑卒中患者，尤其是急诊患者，医生一般会尽快安排做头颅 CT，因为此类患者需要尽早确定疾病性质。头颅 CT 快捷、方便、无创，对

新发出血敏感性高,是诊断脑出血的首选检查方法,也是排除脑出血、预判脑梗死的重要检查方法。

2. 头颅 CTP · CTP 又叫多模式 CT 评估,主要用于缺血性脑血管疾病的评估。检查时向静脉快速注射造影剂,同时进行连续 CT 扫描,通过计算机重建,显示脑梗死灶及周围是否存在可挽救的脑组织。CTP 对明确缺血部位及脑组织的缺血程度具有重要意义,是确定治疗方案的重要依据。有的医院可能无法开展 CTP 检查,在这种没有 CTP 检查的医院,医生会根据患者的临床表现及 CT 平扫结果决定治疗方案。

CTP 检查时会注射造影剂,造影剂可能对身体带来不良反应,所以在进行 CTP 检查前医生需取得家属的知情同意。

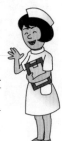

分析　医务人员为老李进行各项检查和处置的同时,老李的爱人钱大姐赶到了医院。在与医生进行沟通后,钱大姐表示听从医生建议,并立即在 CTP 检查知情同意书上签了字。

确定性检查前需要做哪些评估项目和准备?

患者做 CT、CTP 检查之前,需要抽血做血糖、血常规、血生化等检查,必要时做心电图,并做好 CT、CTP 检查前的准备。

1. 确定性检查前需要做的评估项目

(1)测血糖:低血糖的某些表现(如四肢无力、头疼、视物模糊等),与急性脑卒中的表现类似,因此在确诊急性脑卒中之前必须测血糖,以排除低血糖反应。

(2)抽血检验:急性脑卒中的很多治疗是基于血液检查的结果,因此患者到达医院后必须快速抽血检验。血液检查的项目通常包括:血常规、血生化、肌钙蛋白、凝血指标、B 型利尿钠肽(BNP)等。

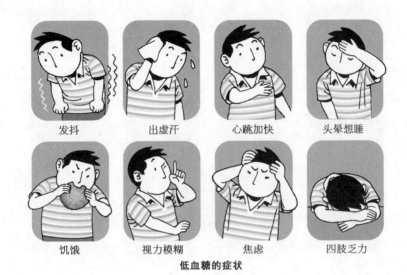

发抖　　　出虚汗　　　心跳加快　　　头晕想睡

饥饿　　　视力模糊　　　焦虑　　　四肢乏力

低血糖的症状

（3）心电图检查：你可能会有疑问："怀疑脑卒中为什么还要做心电图检查呢?"。这是因为脑卒中发生时常常并发冠心病，冠心病是导致脑卒中的常见病因。此外，脑卒中和冠心病的发生有一个共同的原因，就是动脉血管内粥样斑块形成或硬化。但是部分患者发病时脑卒中症状比较明显，常常忽视心脏疾病。因此，急性脑卒中患者必须进行心电图检查，避免漏诊。

2. 确定性检查前需要做的准备

（1）留置静脉通道：由于 CTP 检查需要向血管内注射造影剂，因此做 CTP 检查的患者需要提前留置静脉通道。通常会选用管腔较粗的 20 号留置针，可以快速注射造影剂。

（2）签知情同意书：到达医院后，医生会对患者进行详细的问诊、全面的检查和快速的治疗。而对于侵入性的检查，如 CTP 检查，医生会与家属进行谈话，获取患者及家属的知情同意。这时一定要认真听，有疑问也可以提出，但是应该尽早作出决定并签字，避免延误检查和治疗。

（3）CT 检查前的患者准备：CT 及 CTP 检查前患者应该去除身上金属物品，如头饰、耳环、项链等，不要穿戴有金属饰物的衣服。如果佩戴这些物品，在扫描出的 CT 上会有金属的影子，影响 CT 图像质量。头颅检查不需要空腹，所以来医院之前刚吃过饭也没关系；射线对机体有一点影响，但照射时间很短，可以忽略不计。普通 CT 平扫时间不超过 5 分钟，CTP 检查时间一般为 10～15 分钟。

 老李 CT 检查显示排除出血性脑卒中，CTP 检查显示为缺血性脑卒中，存在缺血性半暗带。杨医生与钱大姐谈话，准备为老李实施静脉溶栓治疗，并解释在静脉溶栓治疗后会再次评估老李的情况，有可能还要实施取栓手术。

老李的爱人钱大姐表示将听取医生的治疗意见，但是对于缺血性脑卒中的治疗方法想要了解更多。

缺血性脑卒中的治疗方法有哪些?

1. 缺血性脑卒中的治疗方法·缺血性脑卒中的治疗主要包括溶栓治疗和取栓治疗，其中溶栓治疗又包括静脉溶栓和动脉溶栓术。

(1) 静脉溶栓：静脉溶栓是指对于发病 4.5 小时内的脑梗死患者，静脉使用溶栓药物。目前国际上常用的溶栓药物是阿替普酶（rt‐PA），也是目前唯一得到广泛认可的最有效的药物，它可以使部分患者血栓中的纤维蛋白溶解，从而使被阻塞的血管再通。静脉溶栓仅需穿刺静脉留置针进行输液即可，无须进手术室。

静脉溶栓可以改善脑梗死患者的预后，促进肢体功能的恢复，提高生活质量；但溶栓时有造成脑部血管破裂的潜在风险，进而发生脑出血。不过不用过分担心，溶栓治疗发生脑血管破裂的概率不高，而且在静脉溶栓过程中，医护人员会密切观察患者的情况，一旦发现有脑出血的可能，会立即停止静脉溶栓，并采取相应的措施。

(2) 动脉溶栓术：动脉溶栓术是微创手术，需进入导管室（手术室）进行治疗。医生在 X 线引导下将一根细长的导管经由动脉血管送到血管阻塞处，在血栓附近直接给予溶解血栓的药物。动脉溶栓术对大血管血栓栓塞的治疗效果比较好，但同样可能会有脑出血的风险。

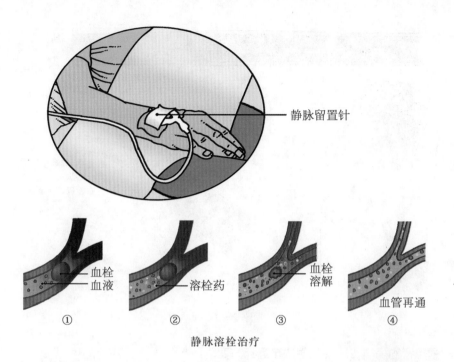

静脉溶栓治疗

（3）动脉取栓术：该治疗方法属于介入手术，是借助取栓支架等特殊器械将阻塞血管的栓子取出。取栓支架就像渔网一样，可以把堵在血管里的血栓取出来。

具体操作是：将连接血栓支架的导丝沿着动脉向血栓所在的位置插入，当导丝接近血栓后张开支架，将血栓网住，再慢慢拉出导丝，取出血栓。该手术只适合诊断明确的大血管血栓栓塞。

2. **静脉溶栓与动脉取栓术的特点** · 首先静脉溶栓和动脉取栓术都是缺血性脑卒中急性期的有效治疗手段。静脉溶栓的治疗时间窗是发病

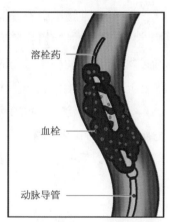

动脉溶栓治疗

4.5 小时内，优点是快速、便捷，可在二级、三级医院普及，但是对大血管血栓栓塞、重度缺血性脑卒中患者的治疗效果欠佳。动脉取栓手术的治疗时间窗是发病 6 小时内，优点是对大血管血栓栓塞、严重缺血性脑卒中患者治疗效果更好，但是费用较高，并且能够开展该手术的医院较少。因此两者各有利弊、相互补充，医生会

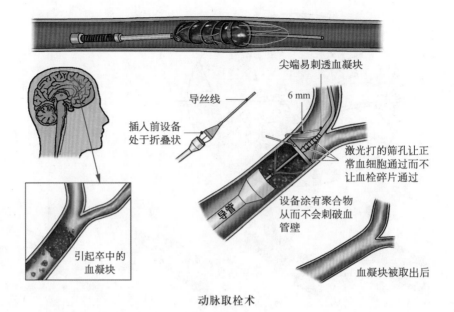

尖端易刺透血凝块

导丝线

6 mm

插入前设备
处于折叠状

激光打的筛孔让正
常血细胞通过而不
让血栓碎片通过

导管

设备涂有聚合物
从而不会刺破血
管壁

引起卒中的
血凝块

血凝块被取出后

动脉取栓术

根据患者的病情和医院条件决定治疗方案。

3. 缺血性脑卒中患者采取溶栓或手术治疗的依据·只有在治疗时间窗内的脑梗死患者，才有机会接受静脉溶栓治疗（发病时间小于 4.5 小时）或者动脉取栓术（发病时间小于 6 小时）。因为超过治疗时间窗之后，血管再通的难度增加，脑出血的风险也会非常大，对患者来说收益小于风险。

4. 及时溶栓或手术的患者也有可能发生功能障碍·脑血管被栓塞后，部分脑细胞几分钟内就坏死了，这部分坏死脑细胞导致的相应功能短期内无法恢复，必须靠以后的功能锻炼慢慢康复。

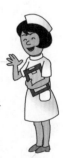

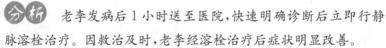 老李发病后 1 小时送至医院，快速明确诊断后立即行静脉溶栓治疗。因救治及时，老李经溶栓治疗后症状明显改善。

陶爷爷平时喜欢唱京剧,春节期间儿孙都回家陪伴,陶爷爷非常开心。晚饭后陶爷爷一时兴起要高唱两曲,但在唱到高昂时戛然而止,随之倒地,家人立即将其送到附近的医院。检查结果显示为出血性脑卒中,医生说需要做手术。

由于陶爷爷年龄较大,家人都比较担心手术创伤大,老人身体承受不了。出血性脑卒中的治疗方法有哪些呢? 为什么陶爷爷的情况需要进行手术呢?

出血性脑卒中的治疗方法有哪些?

1. **出血性脑卒中的治疗方法** · 脑出血患者的治疗方案选择相对复杂,需要根据脑出血的原因、部位、出血的量以及患者的基本情况综合考虑治疗方案。脑出血的治疗方法主要包括内科治疗和外科治疗。

若为高血压性脑出血,可通过颅内血肿清除术、小脑减压术、钻孔血肿清除术、脑室出血引流术来治疗;而动脉瘤破裂脑出血可采用开颅动脉瘤夹闭术和血管内栓塞术。

(1)内科治疗:即非手术治疗,大脑出血量小于 30 毫升,首选内科药物治疗。总原则是严格控制血压,密切观察病情,防止继续出血,降低颅内压力(出血会使脑内的压力变高),减轻脑水肿。

(2)外科治疗:当出血量过大或者内科治疗不能控制脑水肿,有脑疝风险时,应选择外科手术治疗。主要目的在于及时清除颅内血肿,解除脑组织受压,缓解严重颅内高压及脑疝,挽救患者生命,并尽可能减轻由血肿压迫导致的继发性脑损伤和残疾。

小百科

脑疝 脑疝是脑卒中最危险的信号。在脑血管病急性期颅内压极度增高,脑组织被挤到压力较小的硬脑膜间隙或颅骨的生理孔道,引起嵌顿,叫作脑疝。脑疝会严重影响脑的血供并压迫脑干,导致呼吸障碍,造成缺氧和二氧化碳潴留,加重脑水肿,使颅内压更高,甚至威胁患者生命。

1)高血压性脑出血的治疗:高血压性脑出血治疗的主要目标是清除颅内血肿,帮助出血周围被压迫的脑组织减压。一般采取外科手术治疗,创伤比较大,具有一定的风险。但是为了挽救生命和防止脑出血恶化,外科手术还是很有必要的。

2)颅内动脉瘤破裂所致脑出血的治疗:包括开颅动脉瘤夹闭术和血管内栓塞术。

什么是颅内动脉瘤? 由于颅内动脉血管壁局部的先天性缺陷和腔内压力增高,导致在颅内动脉血管壁局部形成异常膨出,即颅内动脉瘤。颅内动脉瘤是造成蛛网膜下腔出血的首位病因。

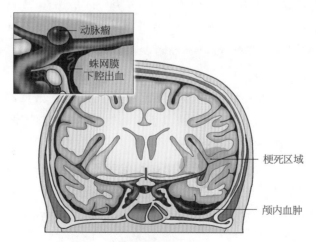

颅内动脉瘤破裂出血

• 开颅动脉瘤夹闭术是指用特制的动脉瘤夹,夹闭动脉瘤的颈部,并保护长有动脉瘤的颅内动脉的通畅性。

● 血管内栓塞术是指在大腿根部用针穿一个小口，将微导管和导丝插入颅内动脉瘤体内，通过微导管送入微弹簧圈或医用生物胶逐步填塞动脉瘤，直至动脉瘤完全闭塞，达到治愈目的。

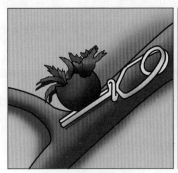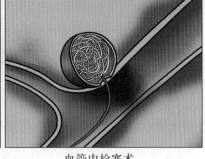

开颅动脉瘤夹闭术　　　　　　血管内栓塞术

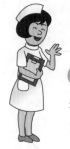

分析　陶爷爷的检查结果为脑出血，经医生诊断，系动脉瘤破裂所致出血。医生建议行血管内栓塞术。家属了解之后也同意了医生的建议。

 血管内栓塞手术和开颅手术都属于手术，在术前准备上有很多类似之处。作为家属，手术前和手术期间需要做哪些准备呢？

手术前和手术期间家属需要做哪些？

1. 签署手术知情同意书·对脑卒中患者来说"时间就是大脑"，每耽搁一分钟都会有大量脑细胞死亡。因此，一旦医生判断适合手术治疗，患者或家属应立即做出决定，并签署手术知情同意书。

2. 办理入院手续和缴纳手术费用·所有的手术治疗必须取得住院号，医生会给患者开具住院证,家属携带住院证、就诊磁卡、患者身份证、现金或银行卡至医院的住院处办理入院手续,并交纳手术费用。有任何疑问请及时询问医护人员。如果身边没有足够的现金或没有带银行卡,请及时跟医护人员沟通,先做手术,而后补缴手术费。

3. **在手术室等候区耐心等候**·在患者做手术期间,至少留一名直系亲属在手术等候区,因为医生会根据术中情况调整手术方案,对于某些特殊的方案,他们可能随时需要找直系家属谈话并取得新的知情同意。

4. **准备生活必需品**·如果来医院之前没有携带任何物品,在患者手术期间,您可以联系其他家属送生活必需品,如衣物、水杯、洗漱用品(肥皂、牙刷、牙膏、脸盆、毛巾)、日常餐具、纸巾、拖鞋(防滑)、尿布(如果是非外科手术,则可以少买),也可在患者术后去医院附近的商店或超市购买。

温馨提醒

如果只有一人陪同患者,请尽早联系其他亲属或者朋友来医院帮忙,因为术后陪护是一项非常辛苦的工作,一人独自照顾患者可能会导致陪护的人也病倒。

(胡 敏 张笑平)

脑卒中的病房早期治疗

　　脑卒中在急诊紧急处理后，会进入脑卒中单元或神经内外科监护室接受监护与治疗。在治疗的过程中，患者可能会经历很多难关，如脑出血、脑梗死、肺部感染等，一旦发生这些严重的并发症，常常会再次危及患者生命。而通过早期预防和处理，可以大大降低这些并发症的发生概率，减轻其带来的危害。下面将围绕脑卒中的病房早期治疗展开。

　　张老伯，65 岁，因左侧肢体无力 3 小时来医院急诊就诊，初步评估后怀疑是急性脑卒中，进入脑卒中绿色通道救治，CTP 检查提示右侧大脑中动脉 M1 段闭塞。医生给予阿替普酶静脉溶栓治疗，同时送介入手术室进行动脉取栓，血管再通后送入神经外科监护病房。进入监护病房的张老伯尚处于麻醉未醒的状态，他将面临怎样的难关呢？

　　案例中张老伯刚经历了急诊的整个急救过程，目前还处于麻醉未醒状态，作为患者及家属，您一定想知道张老伯接下来将面临哪些问题，以及应该如何配合医护人员做好早期的治疗和护理。

回到病房后患者常见的问题有哪些？

　　1. **脑出血**·脑出血是溶栓和取栓后最容易发生的情况，一般发生在手术后 48 小时之内。其发生原因包括：急性血管阻塞后造成血管壁通透性改变；阻塞血管再灌注后造成的微血管损伤引发脑出血；药物因素（术中溶栓药物的使用及肝素抗凝治疗导致出血）；延迟溶栓，特别是发病 6 小时之后进行溶栓，或溶栓时间延长；患者自身原因（伴有高血压或凝血功能异常）；手术操作过程中导丝、支架等对血管壁造成损伤等。

2. **脑梗死**·很多人会问血栓既已取出，为什么还会发生脑梗死呢？这是因为：一方面，溶栓后血管内腔变得狭窄而粗糙，容易再次形成血栓，导致血管再次栓塞；另一方面，附着在血管壁的血栓脱落以及血液中的微栓子也容易栓塞血管。

3. **肺部感染**·脑卒中患者易发生肺部感染的原因包括以下几个方面。

● 脑卒中患者多为中老年人，其呼吸功能降低，肺活量减少，排痰能力降低。

● 老年人免疫力低，呼吸道防御能力低下，容易发生感染。

● 脑卒中患者常有肢体功能障碍，长期卧床后活动减少，肺部发生感染的概率增加。

● 脑卒中患者可能存在吞咽功能障碍，容易出现食物被吸入气道的情况，引起肺部感染。尤其是术后还未清醒时，患者的吞咽和咳嗽反射减弱，口咽部的分泌物和呕吐物不能及时排出，造成淤积或反流进入气道，导致肺部感染。

案例　张老伯意识慢慢恢复了，看着床前的输液瓶，不耐烦地说："护士，我这输的什么药啊，怎么要输这么久？"

药物治疗是脑卒中病房治疗的重要内容，了解相关知识，有助于患者和家属更好地配合医生和护士开展治疗。

脑卒中治疗常用的药物有哪些？

1. **利尿药**·脑卒中患者术后有可能会出现颅内压增高、脑水肿，所以会使用脱水药，如 20％甘露醇、呋塞米。

小百科

甘露醇 20%甘露醇为渗透性利尿药,通过渗透性脱水作用,减少脑组织含水量,减轻脑水肿,降低颅内压。20%甘露醇在使用时必须快速静脉滴注才能发挥疗效,且20%甘露醇渗透压很高,需选用中心静脉滴入,防止静脉炎的发生。

2. **抗血小板药**·脑卒中后患者还有再次发生脑卒中的可能,因此会使用防止血小板聚集、防治血栓形成的药物,如阿司匹林、氯吡格雷、替格瑞洛、替罗非班。

3. **降脂药物**·脑卒中后还要使用降脂药物,如阿托伐他汀、辛伐他汀、普伐他汀。

4. **降压药或者降糖药**·脑卒中患者多合并高血压、糖尿病等基础疾病,所以可能还需要使用降压药或者降糖药。

脑卒中治疗常用药物你了解多少? 看看下面这些脑卒中治疗常用药物的相关知识,测测自己了解多少吧!

▶ 脑卒中治疗后要面临很多问题,有特效药吗?

没有。目前全世界用于治疗脑卒中的药物基本是一样的,没有哪家医院或者某个医生有特效药物可以治愈脑卒中。

▶ 医生说要吃降血脂药物和抗血小板药,这两种药可以同时服用吗?

可以。这两种药物的作用机制不同,药物之间也不会发生化学反应,因此可以同时服用。

▶ 阿司匹林有的人选择餐前吃,而有的人选择餐后吃,那么到底是餐前吃还是餐后吃效果好呢?

普通阿司匹林在餐后服用;但是阿司匹林肠溶片建议早餐前1小时服用,如果早餐前服阿司匹林肠溶片有胃肠道不良反应,可尝试夜间睡前服药,这样可以明显降低药物对胃的刺激症状。

▶ 血栓已经取出来了,还要一直吃阿司匹林吗?

阿司匹林是有效预防脑卒中复发的首要治疗药物。对于有动脉硬化而且没有用药禁忌证的人群,尽量终身服用抗血小板药。

▶ 医生叮嘱要终身吃抗血小板药，那么它有不良反应（副作用）吗？

任何药物都有不良反应，但与其治疗作用相比，抗血小板药不良反应较小。抗血小板药常见不良反应包括，皮疹、腹泻、腹痛、消化不良、颅内出血、消化道出血等。

▶ 服用降血脂的他汀类药物，有的医生说早上吃，有的医生说睡前吃，那么到底何时服药效果好呢？

目前没有关于他汀类药物早晚服用的效果和不良反应的对照研究，从药物作用机制方面来看，早晨或晚间服用都可以。

▶ 出院后服用两种抗血小板药，突然发现皮肤出现瘀斑怎么办？

皮肤出现瘀斑应该立即到医院检查凝血指标，并咨询医生是否可以暂时停用一种抗血小板药。

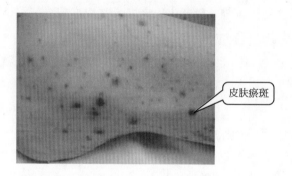

皮肤瘀斑

▶ 吃了好长时间的抗血小板药，医生说没有效果，这是为什么？ 应该怎么办？

这可能是因为个体存在对某种抗血小板药的抵抗，可以换另外的抗血小板药。

案例　术后第 2 天，张老伯意识清醒转至普通病房后，张老伯的儿子发现张老伯的左侧肢体还是没有力气，抬起来很费劲，想帮张老伯活动一下。这时护士过来说可以帮张老伯翻身，摆个良肢位预防肢体发生痉挛。

如何摆放体位才能预防痉挛？

良肢位又称抗痉挛体位，是早期抗痉挛的重要措施之一。这种体位能够使偏瘫后的关节相对稳固，是有效预防上肢和下肢痉挛的典型模式，也可避免病理性运动模式的出现。

1. **不注意卧姿的危险性**·如果不注意摆放正确的体位，可能会出现肌肉痉挛、肩-手综合征、足下垂等后遗症，影响康复效果。

2. **正确的卧姿**·脑卒中后正确的卧床姿势包括健侧卧位、患侧卧位及仰卧位3种卧姿，通常每两小时需要变换一下卧姿。下面就教给大家每种卧姿的要领。

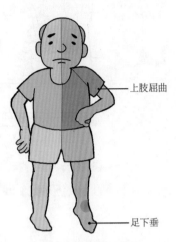

上肢屈曲

足下垂

卧位不良常见后遗症

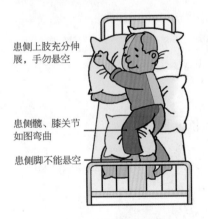

患侧上肢充分伸展，手勿悬空

患侧髋、膝关节如图弯曲

患侧脚不能悬空

正确的侧卧位

（1）正确健侧卧位摆放的要点：健侧卧位是指健侧肢体在下、患侧肢体在上的卧姿。

• 患者头部垫枕，背部垫一软枕。

• 患侧上肢下垫枕，上肢充分伸展，手不能悬空。

• 患侧髋关节和膝关节置于枕头上，保持一定的屈曲。

• 患侧脚不能悬空。

• 健侧上肢和下肢舒适即可。

小百科

健侧卧位 健侧卧位由于健侧肢体在下，不能自由活动；患侧肢体在上，不能抵抗重力而感沉重，患者可能会觉得力不从心。

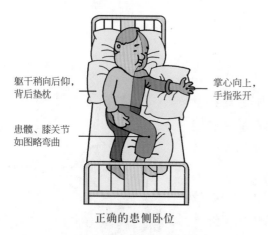

躯干稍向后仰，背后垫枕

掌心向上，手指张开

患髋、膝关节如图略弯曲

正确的患侧卧位

- 患侧髋关节和膝关节轻度屈曲。
- 健侧上肢置于身上，健腿屈曲置于枕上。

（2）正确患侧卧位摆放的要点：患侧卧位是指患肢在下、健肢在上的卧姿。

- 头部垫枕，患者躯干稍向后仰，背后垫一软枕。
- 患侧上肢前伸，前臂外旋，掌心向上，手指张开。注意将患侧肩拉出，肩关节屈曲 90°～130°，以免肩关节受压和后缩。

小窍门

患侧卧位 ①首选患侧卧位。②帮助患者摆放患侧卧位时，照顾者不要直接牵拉患侧上肢，否则容易导致肩关节脱位。③髋关节和膝关节弯曲的角度应小于 80°，防止健侧身体向前下方倾倒。④不在患侧手中放任何物品，保持手掌充分伸展，防止关节挛缩或变形。

（3）正确仰卧位摆放的要点：仰卧位是患者在平整的床铺上呈仰卧的姿势。

- 头部垫枕，使头部稍微偏向健侧。
- 身体平躺在床上，患侧肩部下方垫枕头，防止肩胛骨后缩。
- 患侧上肢放在枕头上，使肘与手腕伸展，手掌心向上，手指伸展。
- 患侧臀部下方放一枕头。
- 患侧大腿外侧放一个合适的枕头，防止患腿向外转。
- 将软枕或毛巾卷置于患侧膝盖下方，使膝关节略弯曲。

头稍微偏向健侧

掌心向上，手指张开

患脚如图背屈

正确的仰卧位

小窍门

仰卧位　①仰卧位只有在脑卒中发生时间不长，患者无法承受其他姿势时才采用，采取这个姿势的时间要短。②患侧手、脚应有枕头支撑，不能垂于枕头边上，否则患侧肢体会肿胀得厉害。

案例　在术后第 2 天，张老伯感觉有点渴，还有点饿，想喝水、吃东西。张老伯的儿子想知道是否可以给张老伯喂水呢？

 脑卒中后病房早期饮食需要注意一些细节，比如张老伯的儿子能够直接给张老伯喂水吗？ 家属和患者在饮食方面有哪些注意事项呢？

病房早期饮食要注意什么？

有 16%～35% 的急性期脑卒中患者会发生营养不良，营养不良会增加感染的发生率、脑卒中复发率和病死率。所以正确的饮食非常重要！脑卒中患者饮食管理要注意什么呢？

1. **术后禁食和禁水**·无论是缺血性脑卒中还是出血性脑卒中患者，全身麻醉术后 24 小时内按常规要禁食和禁水。

2. **恢复进食前进行吞咽功能评估**·在进行吞咽功能评估前，需满足以下条件：患者意识清楚；在辅助下患者可以控制体位，维持头部直立位置≥15 分钟；可以自主咳嗽；可以自主吞咽唾液；舌头运动灵活，可以舔上、下唇。

如果不能完成以上指令，可能有误吸的风险，不能进行下面的吞咽功能评估。如能完成以上指令，则在恢复进食前需进行以下评估：

（1）5 秒内顺利地一次咽下 30 毫升温水，或者 5 秒以上分两次将 30 毫升温水咽下而不呛咳，说明患者无吞咽功能障碍，完全可以经口进食。

（2）30 毫升温水能一次咽下，用时 5 秒以上，有呛咳；或者 30 毫升温水分两次以上咽下,用时 5 秒以上,有呛咳。这种情况属于部分吞咽功能障碍。这时部分食物能经口进食,同时需静脉辅助营养。

（3）吞咽 30 毫升温水,频繁呛咳,10 秒内全程咽下困难,说明吞咽功能丧失,完全不能经口进食,需鼻饲和静脉辅助营养。

3. **调整膳食结构,品种多样化**·合理搭配食物,增加谷类食品的摄入,多食蔬菜、水果,减少油脂的摄入,忌辛辣刺激食物,定时排便。

4. **脑卒中患者食物性状**·脑卒中患者最容易吞咽的是泥状食物（米糊、菜泥、肉泥、水果泥等）,不宜食用黏稠的食物（汤圆、糯米糍、粽子、糍粑等）。

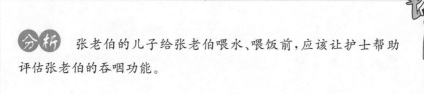

分析　张老伯的儿子给张老伯喂水、喂饭前,应该让护士帮助评估张老伯的吞咽功能。

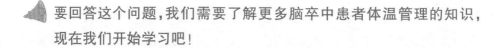

案例　术后第 2 天的下午 2 点,护士给张老伯测体温,体温为 37.2 ℃。他儿子着急地问:"这个体温要紧吗?"

要回答这个问题,我们需要了解更多脑卒中患者体温管理的知识,现在我们开始学习吧!

病房早期体温管理技巧有哪些?

下丘脑是人体的体温调节中枢。体温会影响脑卒中患者的预后,脑卒中患者应保持体温正常。在脑梗死急性期,保持体温正常可改善患者的预后,重症脑梗死在发病 72 小时至 7 天之内,体温控制在 36～37.2 ℃,可提高患者的远期存活率和生存质量。

体温升高的主要原因包括：颅内血肿刺激、中枢性高热和感染。

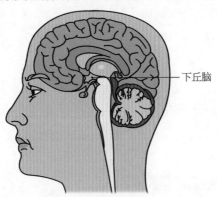

下丘脑

脑卒中患者常见的降温措施有哪些?

1. **物理降温**·①冰敷：冰袋敷在患者大动脉搏动处（如腋窝、腹股沟、颈部）。②酒精（乙醇）擦浴：用 75% 酒精兑 32～34 ℃的温开水，调至浓度为 25%～30%酒精水溶液。用上述溶液给患者擦拭腋窝、肘窝、手心、腹股沟、腘窝等处，禁忌擦拭心前区、腹部、后颈部、足心部位，以免引起不良反应；擦浴时间不超过 20 分钟。

2. **补充液体**·每日摄入温开水或果菜汁不少于 3 000 毫升。

3. **保持清洁舒适的环境**·早晚各进行一次口腔护理，饭前、饭后要漱口；室内温度宜控制在 18～22 ℃，注意开窗通风，保持室内空气新鲜；穿衣适量，避免衣物过厚捂出汗来。

4. **药物降温**·遵医嘱应用退热药。

5. **病情监测**·体温大于 38.5 ℃的患者，每 4 小时测一次体温，注意观察呼吸、血压、有无虚脱症状。测量体温的首选部位是腋下。健侧和患侧均可测体温。

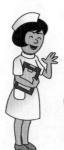

分析　案例中张老伯的体温为 37.2 ℃，尚在正常范围内，无须特殊处理，继续观察即可。

案例　术后第二天的下午4点,责任护士小王巡视病房时,张老伯儿子问:"我爸的尿管拔了以后,到现在还没小便,怎么办?"

大小便的管理是脑卒中早期病房管理的重要内容,接下来我们就进一步学习相关知识吧!

病房大小便管理技巧有哪些?

病房大小便管理有多重要?

脑卒中可引起膀胱和(或)直肠功能障碍。患者的大小便障碍不仅会导致感染,延长住院时间,增加住院费用,更会影响到患者的康复结局。

尿失禁和尿潴留是脑卒中患者主要的排尿障碍。有研究表明,脑卒中后尿失禁与脑卒中患者病残率及功能改善程度关系密切,因此需要对脑卒中患者给予早期的排尿、排便锻炼与护理干预。

1. **尿失禁是什么**　尿失禁是指排尿失去控制,尿液不自主地流出或溢出。当膀胱神经传导受阻或神经功能受损,均可使膀胱括约肌失去功能而出现尿失禁。就像水龙头坏了,水不停地往外流。

2. **患者出现尿失禁怎么办**

(1)患者要保持情绪稳定,情绪不稳定会加重病情。要平和看待尿失禁,多数患者急性期后都能恢复自主排尿。

(2)医护人员会根据患者的情况考虑是否为患者插尿管。如果插了尿管,护士应告知患者。定时夹闭尿管,并且每2～4小时放尿一次,从而锻炼膀胱的功能。

(3)少喝咖啡、茶等含咖啡因的饮料。

(4)保证每天饮6～8杯(1 500～2 000毫升)水,睡前两小时停止饮水。

(5)坚持记录排尿、饮水日记,并与医护人员讨论膀胱训练是否有效,有计划地恢复自主排尿。

3. **尿潴留是什么**·尿潴留是指膀胱内充满尿液但是不能正常排出,按其病史、特点分急性尿潴留和慢性尿潴留两类。急性尿潴留起病急骤,膀胱内突然充满尿液不能排出,患者十分痛苦,常需急诊处理。慢性尿潴留起病缓慢,病程较长,下腹部可触及充满尿液的膀胱,但患者不能排空膀胱;由于疾病的长期存在和患者机体的适应过程,患者的痛苦程度相对较低。

4. **尿潴留的处理措施**·脑卒中患者如果在急性期出现尿潴留,其处理措施如下。

（1）刺激排尿:制造隐私的排尿环境,听流水声,用温毛巾刺激会阴部,或用适当力度按压膀胱。

（2）留置尿管:留置尿管时间最好不超过 1 周,然后改为间歇性清洁导尿和膀胱训练。

（3）插导尿管或膀胱穿刺造瘘引流:急性尿潴留放置导尿管或膀胱穿刺造瘘引流尿液时,应间歇缓慢放出尿液,每次 500～800 毫升,避免快速排空膀胱,因为膀胱内压骤然降低可引起膀胱内大量出血。

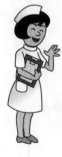

分析　案例中张老伯术后第二天拔除导尿管后没有小便,出现了尿潴留。家属应该先通过刺激让患者自己排尿。如果刺激无效,而患者又因为憋尿而十分痛苦,此时可能需要护士插导尿管辅助导尿了。

案例　术后第三天,责任护士小王发现张老伯 3 天都没有解大便了,就来到张老伯病床边,询问张老伯有无便意,并向张老伯和儿子进行排便的指导。

便秘是脑卒中患者大小便管理中常见的问题，接下来我们会学习便秘的概念和预防措施。

什么是便秘？

便秘是指排便次数减少，同时排便困难、粪便干结。正常人每日排便 1～2 次或 1～2 日排便 1 次，便秘患者每周排便少于 3 次，并且排便费力，粪质硬结、量少。

如何预防便秘？

1. **补充水分**·很多人便秘都是因为脱水引起的。正常人一天要饮 8 杯水，不要等到口渴才喝水。

2. **饮食清淡，勿油腻**·尽量少吃油炸或火烤的食物；少吃热性水果，如荔枝、榴莲、桂圆、菠萝等；避免吃刺激性蔬菜，如辣椒、大蒜、花椒等。

3. **适量运动**·加强功能锻炼可以有效地促进肠胃蠕动，如仰卧、屈腿等。

4. **摄入纤维素**·适当增加膳食纤维的摄入，促进肠道蠕动。粗制面粉、糙米、玉米、芹菜等均含有较多的膳食纤维。

5. **保持愉快的心情**·心情舒畅也是预防便秘的好方法，因为精神抑郁或者过于激动，会使排便反射发生障碍而引起便秘。

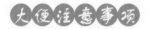

- 不要用力解大便，用力解大便会导致颅内压升高，容易诱发脑疝。
- 大便失禁患者需要合理选择肛周保护工具。

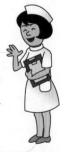

分析 案例中张老伯术后 3 天还没有大便，出现了便秘。可以多喝水，多吃蔬菜与水果，饮食清淡，少吃油腻、刺激性食物，另外还要保持相对良好的心态。

案例 张老伯左侧身体活动不便,皮肤容易被压红,那么我们应该怎么预防进一步的皮肤损伤呢?

皮肤压红是压疮(也称"压力性损伤")的早期表现。压疮是脑卒中后的常见并发症之一。压疮的发生可延长患者的住院时间,增加住院费用;有的压疮长期不愈,溃疡面不断增大,最终导致败血症,甚至造成患者死亡。

如何预防压疮?

压疮是皮肤或深部组织由于压力或者压力混合剪切力或摩擦力引起的局部损伤,常发生在骨隆突处,或者其他器械压迫下的皮肤或者软组织处。

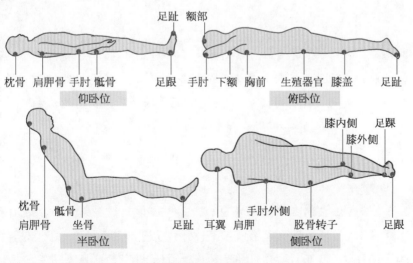

容易发生压疮的部位

压疮的危险因素	
√ 年龄≥65 岁	√ 水肿、肥胖
√ 皮肤薄、皮肤干燥	√ 石膏夹板固定、牵引患者
√ 意识障碍、感觉迟钝	√ 伴有合并症
√ 活动度和移动度下降	√ 长时间手术
√ 营养缺乏、皮下脂肪少	√ 病情重、住院时间长
√ 大小便失禁、潮湿	√ 吸烟

如何预防压疮？

1. **定期变换体位**·每两小时翻身一次。翻身时动作应轻柔，避免拖拽造成皮肤损伤；避免异物压于身下，注意保护肩关节、骶尾、足跟等骨突起部位。

2. **保持皮肤和病床的清洁**·对于大小便失禁或有呕吐的患者，需保持衣服、床单、被褥的清洁、平整。

3. **营养支持**·加强营养，提高免疫力。

4. **使用气垫床**·可采用气垫床以降低压疮出现的风险。

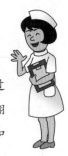

分析　案例中张老伯因为左侧身体活动不便，保持一个姿势过久，皮肤出现压红。家属和患者应该配合医护人员，使患者定期翻身，以减轻局部皮肤长时间受压。此外，还要保持床单位的清洁和平整，避免床单位潮湿和皱褶，避免局部皮肤受压、受潮。

案例　张老伯左侧身体活动不便，责任护士小王来查房。张老伯儿子问："王护士，我听同事说他家亲戚买了一种袜子可以避免什么血栓，要不要也给我爸买一双。"小王说："你说的是加压弹力袜，最新的研究表明穿加压弹力袜没有益处，所以不建议使用，还是要鼓励他多活动，一会儿我来指导你。"

如何预防深静脉血栓？

什么是深静脉
血栓？

深静脉血栓（DVT）是指血液在深静脉内不正常的凝结，进而引起静脉回流障碍。多发生于下肢。血栓脱落会引起肺栓塞（PE），两者合称为静脉血栓栓塞症（VTE）。

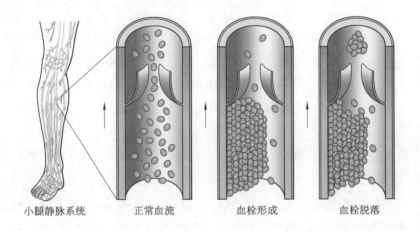

小腿静脉系统　　　正常血流　　　　血栓形成　　　　血栓脱落

　　1. **深静脉血栓的分型**·根据病变部位，深静脉血栓可分为以下3种类型。

　　（1）周围型：包括小腿肌肉静脉丛血栓形成及小腿深静脉血栓形成两型。起病隐匿，小腿有疼痛。

　　（2）中央型（髂-股静脉血栓形成）：发病急骤，先有腹股沟区胀痛，随后下肢迅速出现广泛性粗肿、胀痛，股三角区有压痛。

　　（3）混合型（全下肢深静脉血栓形成）：患肢皮肤呈暗红色，广泛粗肿、胀疼，股三角区有压痛。

　　2. **深静脉血栓的三大危险因素**·血液高凝状态，血流缓慢，静脉血管壁损伤。

　　3. **Autar 量表**·该量表是评估脑卒中患者深静脉血栓风险的常用工具，包括年龄、体重指数、活动情况、外伤、手术、特殊危险因素和高危疾病七大类因素。患者和家属配合医护人员评估即可。

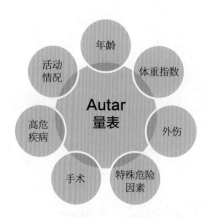

1. **增加下肢活动，促进血液回流·**若病情允许，可抬高下肢 20°～30°（略高于心脏水平），也可以做下肢的主动或被动运动，如足背屈、膝关节和踝关节的伸屈、举腿等活动（每日不少于 3 次，每次不少于 5 分钟）。病情允许时早期下床活动。

如何预防深静脉血栓？

昏迷或意识不清的患者，家属或护士可帮助患者从足跟向下肢腿部做挤压运动，以加速下肢静脉血的回流，每天不少于 3 次，每次不少于 5 分钟。

2. **使用专用器具装备·**在确定无血栓形成的前提下，可利用肢体被动装置改善术后肢体血流瘀滞，如患肢使用抗血栓压力泵进行间歇式压迫。其作用是阻止深静脉扩张，促进下肢静脉血液回流，增加静脉血液流速。

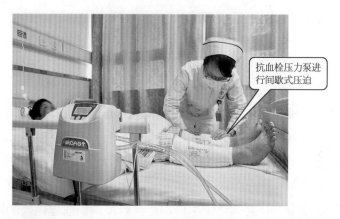

抗血栓压力泵进行间歇式压迫

3. **保持大便通畅·**乙状结肠中宿便会增加深静脉血栓的发生率。80％深静脉血栓发生在左下肢。

4. **保持心情舒畅**·心情不佳可引起交感、迷走神经功能紊乱,使血管舒缩功能失调。

5. **深呼吸或有效咳嗽**·深呼吸或有效咳嗽可加速血液回流。

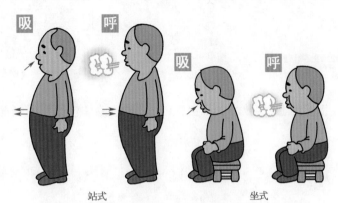

站式　　　　　　　坐式

- 吸气时肚子慢慢鼓,让气体充分进入体内,吸气时间约5秒。
- 呼气时肚子慢慢回贴后背,呼吸时间长于吸气(5～7秒)。
- 呼气时嘴巴不要张太大,像鱼嘴一样吐气。

6. **静脉补液**·由于术前及术后禁食和禁水、呕吐、大量出汗、补液量不足等,使患者处于脱水状态致血液黏稠,需遵医嘱补充足够的液体,防止血液浓缩。

7. **平衡膳食**·清淡的低脂食物可避免血液黏稠度增加;多食含维生素较多的新鲜蔬菜和水果,如番茄、洋葱、蘑菇、芹菜、海带、黑木耳等,这些食物均含有丰富的吡嗪,它可使血小板数下降,有利于稀释血液,促进血液循环,改变血黏稠度。每日饮水量超过1 500毫升,保证足够的液体摄入量,可防止血液浓缩。

8. **药物预防**·研究证明对于高危患者应用低分子肝素,可明显降低静脉血栓的发生率,而且不会增加术中出血倾向;低分子右旋糖酐也可降低血液黏稠度,预防血栓形成。

小百科

　　最新研究证实,缺血性脑卒中患者使用加压弹力袜没有益处,不能显著降低深静脉血栓和病死率,甚至有的患者会出现更多的皮肤并发症,因此加拿大卒中最佳实践建议:卒中康复指南(2015)和美国心脏协会/美国卒中协会(AHA/ASA)指南(2016)均不推荐使用弹力袜作为预防措施。

案例 张老伯在儿子的搀扶下，下床活动，因为左侧肢体活动不便，责任护士小王一再叮嘱张老伯儿子必须扶好张老伯，防止跌倒。

如何预防跌倒？

跌倒是指患者出现突发的、不自主的、非故意的体位改变而倒在地上或更低的平面上。

跌倒的高危人群
√ 年龄大于 65 岁的患者
√ 曾有跌倒病史者
√ 贫血或血压不稳定者
√ 意识障碍、失去定向感者
√ 肢体功能障碍者
√ 营养不良、虚弱、头晕者
√ 步态不稳者
√ 视力、听力较差，缺少照顾的患者
√ 服用利尿药、泻药、镇静安眠药、降压药的患者

案例中的张老伯存在以下几项跌倒的危险因素：65 岁、肢体功能不全、步态不稳。因此，张老伯要特别注意预防跌倒。

1. 高危人群的护理

如何预防脑卒中患者发生跌倒呢？

（1）使用安眠药或者感到头晕、血压不稳时，下床时应先坐在床边，再由家属搀扶下床。

（2）当患者需要帮助，而无家属在旁协助时，应该按病床边的红灯，呼唤医务人员。

2. 病房防跌措施

（1）地面湿滑应告知医护人员，以防不慎跌倒。

（2）物品尽量收入柜内，保持走道通畅。

（3）护士将床栏拉起时，若需下床应先将床栏放下，不要翻越。

（4）当患者出现躁动不安、意识不清时，将床栏拉起进行保护。

（5）住院患者穿的病号服应大小合适，注意定期更换。

（6）需在病房内活动时，应穿防滑的鞋子。

（7）病房内尽量保持光线充足，以方便行动不便的患者。

（8）如厕时如果遇到紧急情况应及时通知医护人员。

患者发生跌倒如何处理呢？

1. 立即呼救·患者或者家属应立即呼救。

2. 不擅动患者·不要随意搬动患者，等医护人员赶到。

3. 意识不清患者的现场急救

（1）患者有呕吐时，将头偏向一侧，并清理口、鼻腔中的呕吐物，保证呼吸通畅。

（2）有抽搐者，缓慢将患者移至平整软地面，或在其身体下垫软物，防止碰伤或擦伤，必要时在牙间垫较硬物，以防止舌咬伤；不要硬掰抽搐的肢体，防止肌肉、骨骼损伤。

（3）如呼吸、心跳停止者，应立即进行胸外心脏按压、口对口人工呼吸等急救措施；如需搬动，应保证平稳，尽量平卧。

4. 意识清楚患者的现场急救·询问跌倒情况及其跌倒过程，如不能记起，可能为晕厥或脑血管意外；询问是否有剧烈头痛、手脚无力，观察是否有口角歪斜、言语不利等提示脑卒中的情况，如有异常，应尽快送去医院做头颅 CT 检查。

5. 损伤检查·查看有无肢体疼痛、畸形、关节异常、肢体位置异常等提示骨折的情形，查询有无腰、背部疼痛，双腿活动或感觉异常及大小便失禁等提示腰椎损害的情形。

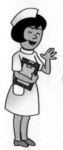

分析 为避免张老伯跌倒，下床活动时要保证光线充足、动作轻缓，最好有家人协助。鞋子要合脚、防滑，裤子要合身，要避开地上的水渍、油渍、坑洼及其他障碍物。

（李冬梅）

脑卒中的康复护理

75%的脑卒中患者存在不同程度的功能障碍,如肢体功能障碍、吞咽障碍、言语障碍及认知障碍等。研究表明,康复开始得越早,功能恢复就越好,康复效果也越佳。脑卒中后3~6个月是功能康复的关键时期。

这一篇将介绍脑卒中患者如何进行肢体、吞咽、言语及认知功能的康复训练。此外,还会介绍脑卒中患者如何重建日常生活能力、保持积极的情绪及预防脑卒中的复发。

脑卒中患者肢体康复锻炼

脑卒中患者卧床时期的康复治疗不是消极地进行被动训练,而应积极、正确地进行合理的康复运动,预防继发性损害。早期床上活动的重点是帮助患者维持关节活动、减缓肌肉萎缩、增加感觉输入,逐步帮助患者进行主动训练,争取早日下床。下面将主要学习三方面的内容:什么是被动(辅助)运动,上肢被动运动的正确方法,以及下肢被动运动的正确方法。

案例 王阿姨突发急性脑卒中,经急救后病情稳定,收入病房继续治疗。王阿姨神志欠清醒、言语障碍、右侧肢体活动无力、无法控制大小便,生活完全依赖他人,不能自主活动。为了能尽量正常行走、生活,医生建议王阿姨进行右侧肢体的被动训练。那王阿姨要如何进行被动训练呢?

什么是被动(辅助)运动?

被动运动(包括上肢及下肢被动运动)是指完全借助外力来完成的运动,这种外力可来自他人,也可以来自患者自身能自由活动的肢体,甚至是康复器具。

被动运动有助于促进肢体血液循环,维持肌肉和肌腱的长度与弹性,防止由于长期制动导致的关节活动度下降。

上肢被动运动的正确方法有哪些?

上肢被动运动包括上肢屈肌拉伸(必须由专业治疗师完成)和关节的被动活动,如肩关节外展及内收训练、肘关节伸展训练、腕和手指的伸展训练,以及照顾者训练(可以在治疗师或者护士指导下协助患者完成)。

1. 肩关节的被动运动·肩关节的被动运动主要包括肩关节外展训练和肩关节内收训练。外展是上肢从身体侧方朝外伸展；内收是上肢从身体侧方向内伸展。

·肩关节外展训练·

（1）适宜人群：肌肉没有或仅有轻微收缩，但不能移动肩关节的患者。

（2）训练要点：主要包括平卧位和坐位训练。

● 平卧位训练要点：患者取平卧位。照顾者立于患侧，一手握住患侧上臂或肘部（A），另外一手握住手部（B），使患者肘关节、腕关节同时处于伸直位，以肩关节为支点，缓慢地将患者上肢向外侧运动至伸展位。

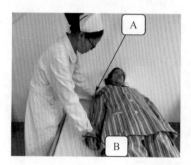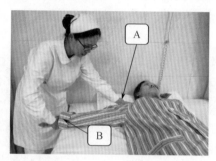

平卧位肩关节外展训练

● 坐位训练要点：照顾者立于患侧，照顾者两手握患者的方法同平卧位。照顾者沿患者身体中线，缓慢地将患侧上肢向外侧运动至同侧的耳旁，然后再回到起始位置，重复动作。

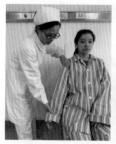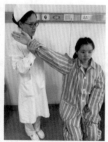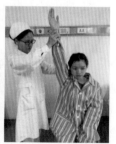

坐位肩关节外展训练

（3）训练频次：每个动作重复 5～10 次为 1 组，每天做 2～3 组。

（4）注意事项：

● 训练过程中，照顾者要注意保护患者的肩关节，防止脱位。

● 注意观察患者肩关节的皮肤温度和颜色变化,了解患者肩关节的疼痛程度。

● 训练时动作要轻柔、缓慢、有节奏。

· 肩关节内收训练 ·

(1)适宜人群:肌肉没有或仅有轻微收缩,但不能移动肩关节的患者。

(2)训练要点:主要包括平卧位和坐位训练。

● 平卧位训练要点:患者取平卧位。照顾者位于患侧,一手握住患侧上肢的上臂或肘部(A),另外一手握住手腕部(B),使患者上肢与躯体垂直,保持肘关节、腕关节同时处于伸直位,照顾者右手牵拉患者向对侧肩关节沿水平方向缓慢移动,以患者承受范围为限,然后缓慢回到起始位置。

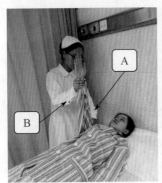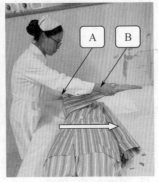

卧位肩关节内收训练

● 坐位训练要点:患者取坐位,照顾者两手握患者的方法同平卧位。照顾者缓慢地将患侧上肢摆放至上臂伸直位(左图),沿水平方向缓慢移动至对侧胸前,以患者承受范围为限,然后缓慢回到起始位置。

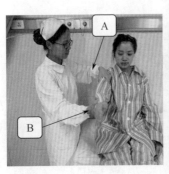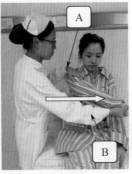

坐位肩关节内收训练

（3）训练频次：每个动作重复 5～10 次为 1 组，每天做 2～3 组。

（4）注意事项：

● 注意观察患者肩关节的皮肤温度和颜色变化，了解患者肩关节的疼痛程度。

● 训练时动作要轻柔、缓慢、有节奏。

2. 肘关节被动运动

·肘关节屈伸训练·

（1）适宜人群：肌肉没有或者仅有轻微收缩力，但是不能移动肘关节的患者。

（2）训练要点：患者取平卧位或坐位。照顾者位于患侧，一手握住患侧上肢的上臂或肘部（A），另外一手握住患侧手部（B），使其肘关节、腕关节同时处于伸展位。缓慢地将患侧上肢肘关节屈曲至关节最大活动度，然后再回到起始位置。

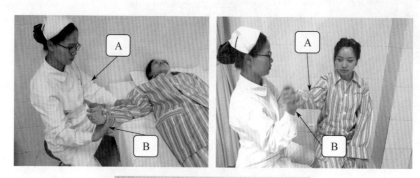

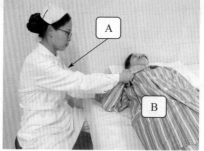

肘关节屈伸训练

（3）训练频次：每个动作重复 5～10 次为 1 组，每天做 2～3 组。

（4）注意事项：训练过程需要在确认肩关节稳定的前提下进行。

· **前臂旋转训练** ·

（1）适宜人群：肌肉没有或者仅有轻微收缩力，但不能移动肘关节的患者。

（2）训练要点：患者取平卧位或坐位。照顾者位于患侧，一手握住患侧上肢的上臂或肘部（A），另外一手握住患侧手腕部（B），使肘关节、腕关节同时处于伸展位，然后牵拉患侧前臂向下旋转至关节最大活动度，再向反方向旋转使手心向上，至关节最大活动度。

（3）训练频次：每个动作重复 5～10 次为 1 组，每天做 2～3 组。

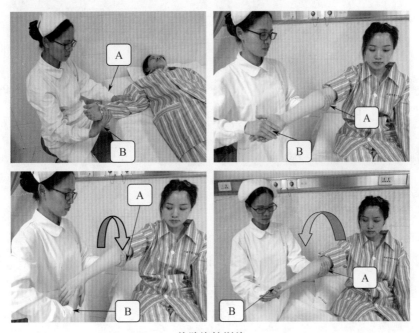

前臂旋转训练

3. 腕关节被动运动

· **腕关节屈曲及伸展训练** ·

（1）适宜人群：肌肉没有或者仅有轻微收缩力，但不能移动腕关节的患者。

（2）训练要点：协助患者摆放准备姿势：患者取平卧位或坐位。照顾者位于患侧，一手握住患侧上肢的前臂或腕关节（A），另外一手握住患侧手掌部（B），缓慢地将腕关节屈曲或伸展至最大活动度，然后慢慢地回到起始位置。

（3）训练频次：每个动作重复 5~10 次为 1 组，每天做 2~3 组。

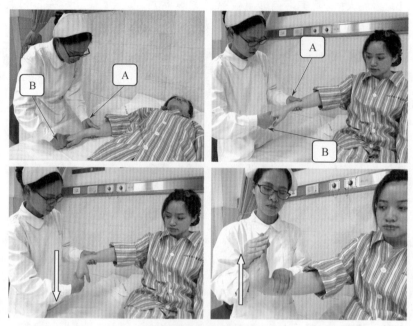

腕关节屈曲及伸展训练

· **腕关节尺侧或桡侧运动训练** ·

（1）适宜人群：肌肉没有或者仅有轻微收缩力，但腕关节不能移动者。

（2）腕关节桡侧侧斜和尺侧侧斜如下图所示。

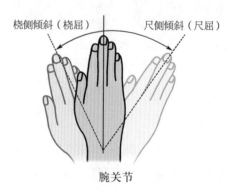

腕关节

（3）训练要点：患者取平卧位或坐位。照顾者位于患侧，一手握住患侧上肢的前臂或腕关节（A），另外一手握住患侧手掌部（B）。

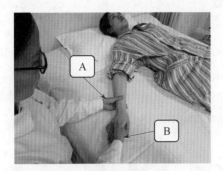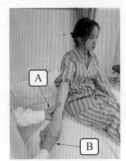

平卧位准备体位　　　　　　坐位准备体位

- 协助患者将手腕向桡侧活动：缓慢地将患侧腕关节向桡侧活动至最大活动度，然后慢慢回到起始位置。

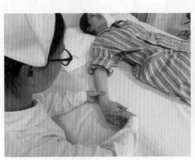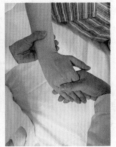

桡侧最大活动度

- 协助患者将手腕向尺侧活动：缓慢地将患侧腕关节向尺侧活动至最大活动度，然后慢慢回到起始位置。

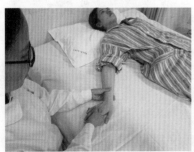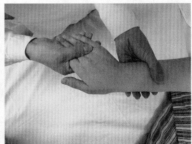

尺侧最大活动度

（4）训练频次：每个动作重复5～10次为1组，每天做2～3组。

4. 手指屈伸训练

（1）适宜人群：肌肉没有或者仅有轻微收缩力，但不能移动指关节的患者。

（2）训练要点：患者取卧位或坐位。照顾者位于患侧，一手握住患侧上肢的前臂或腕关节（A），另外一手握住患侧手掌部（B）。

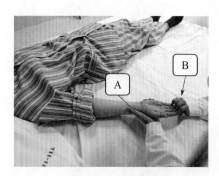 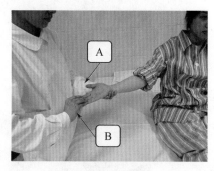

平卧位准备体位　　　　　　　　　坐位准备体位

● 协助患者屈曲手指：缓慢地将患侧5个手指屈曲活动至最大活动度，然后慢慢回到起始位置。

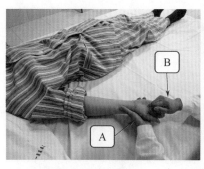 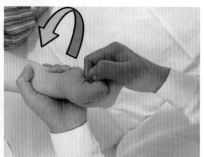

屈曲手指

● 协助患者伸展手指：缓慢地将患侧5个手指伸展活动至最大活动度，然后慢慢回到起始位置。

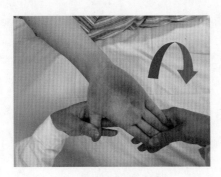

伸展手指

● 协助患者背伸各指关节：一手握住患侧手指，另一手依次将患侧的 5 个手指背伸至最大活动度，然后回到起始位置。

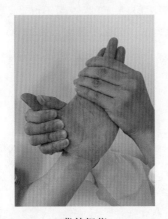

背伸拇指

● 协助患者屈曲各指关节：一手握住患侧手指，另一手依次将患侧的 5 个手指屈曲至最大活动度，然后回到起始位置。

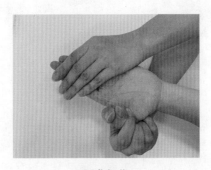

屈曲拇指

（3）训练频次：每个动作重复 5～10 次为 1 组，每天做 2～3 组。

下肢被动运动的正确方法有哪些？

下肢被动运动包括下肢的牵伸（拉伸）和下肢关节活动训练（必须由专业治疗师完成或者指导照顾者完成部分训练）。下面我们简单介绍几种下肢锻炼的方法。

1. 髋关节被动运动·髋关节的运动包括：外展-内收、屈-伸、内旋-外旋。

·髋关节外展训练·

（1）适宜人群：肌肉没有或者仅有轻微收缩力，但髋关节不能移动的患者。

（2）训练要点：患者取平卧位，自然放松下肢。照顾者位于患侧，一手托住患侧髋部使下肢稳定伸直，另一手握住患侧足跟部（B），双手同时向患侧侧方移动下肢，至下肢肌肉轻微紧张即可（患肢与身体正中线角度＜ 45°），然后恢复至起始位置。

（3）训练频次：每个动作重复 5～10 次为 1 组，每天做 2～3 组。

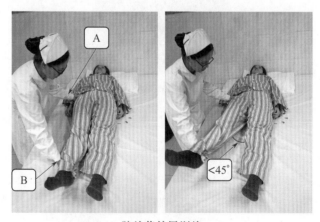

髋关节外展训练

·髋关节内收训练·

（1）适宜人群：肌肉没有或者仅有轻微收缩力，但髋关节不能移动的患者。

（2）训练要点：患者取平卧位，自然放松下肢。照顾者位于患侧，一手托住患侧髋部使下肢稳定伸直(A)，另一手握住患侧足跟部（B），双手同时向身体内侧方向移动下肢,大腿超过身体中线,下肢肌肉轻微紧张即可(患肢与正中线角度＜20°),然后恢复至起始位置。

（3）训练频次:每个动作重复5～10次为1组,每天做2～3组。

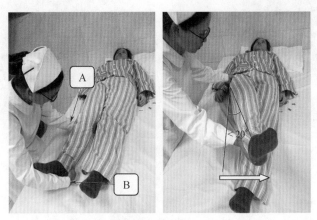

髋关节内收训练

·屈膝、屈髋训练·

（1）适宜人群:肌肉没有或者仅有轻微收缩力,但是髋关节和膝关节不能移动的患者。

（2）训练要点:患者取平卧位,自然放松下肢。照顾者位于患侧,一手托住患侧膝关节使膝关节稳定(A),另一手握住患侧足跟部(B),双手向头顶方向协调用力,使髋、膝关节屈曲,然后恢复至起始位置。

（3）训练频次:每个动作重复5～10次为1组,每天做2～3组。

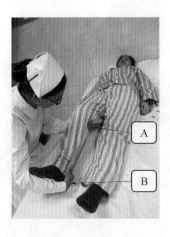

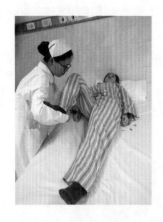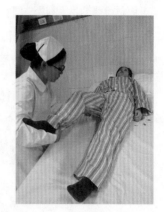

屈膝、屈髋训练

2. 踝关节被动运动

·**踝关节背屈训练**·

（1）适宜人群：肌肉没有或者仅有轻微的收缩力，但踝关节不能移动的患者。

（2）训练要点：患者取仰卧位，自然放松下肢。照顾者站在患者需要训练的肢体侧，一手握住患侧踝关节上端并向下按压固定下肢(A)，另一手握住患侧足的中上部（B），照顾者右手用力，使得患者患侧足背向小腿前面靠拢(角度为20°~30°)，然后恢复至起始位置。注意：背伸角度不超过 20°。

（3）训练频次：每个动作重复 5~10 次为 1 组；每天做 2~3 组。

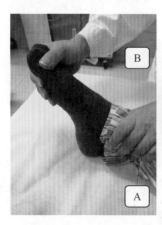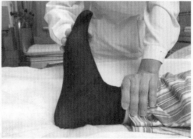

踝关节背屈训练

·踝关节趾屈训练·

（1）适宜人群：肌肉没有或者仅有轻微的收缩力，但踝关节不能移动的患者。

（2）训练要点：患者体位和固定方法同"踝关节背屈训练"。照顾者右手握住患侧足的中上部，缓慢向下按压至最大活动度（一般为 40°～50°），然后恢复至起始位置。

（3）训练频次：每个动作重复 5～10 次为 1 组，每天做 2～3 组。

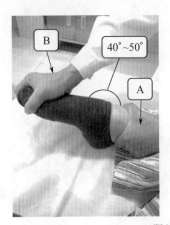
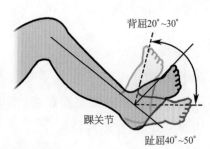

踝关节趾屈训练

小百科

● 被动运动时，患者通常取平卧位或坐位。

● 被动运动时，动作应缓慢、轻柔，活动幅度逐步增大。

● 当关节活动度下降或粘连时，避免强行被动运动。

● 患者清醒后，被动训练可由患者自己用健侧手进行。

（王　莹　孙婷婷　李学美）

脑卒中患者吞咽功能康复

据报道,22％～65％的脑卒中患者会出现不同程度的吞咽障碍。吞咽障碍常导致患者出现营养不良、肺炎等并发症,增加住院费用,严重影响患者的疾病恢复。吞咽障碍也是脑卒中患者死亡的主要危险因素之一。

因此,脑卒中后吞咽障碍的早期识别和管理尤为重要!

案例 王老伯发生脑卒中后,家人在照顾时发现王老伯经常口角流口水,吃东西费力,喝水时还偶尔出现咳嗽的情况,觉得很奇怪。王老伯这是怎么了?

案例中王老伯的症状是脑卒中后发生吞咽障碍的表现。什么是吞咽障碍? 脑卒中患者及照顾者,需要配合医务人员做些什么? 现在我们就一起来了解一下吧!

什么是吞咽障碍?

要知道什么是吞咽障碍,首先需要明白吞咽的发生过程。吞咽是一个连续的动作,通常食物经口腔到食管的整个过程如下图所示。

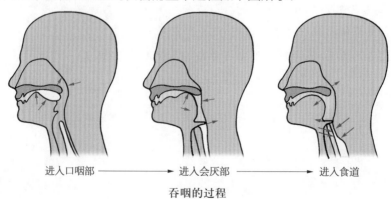

进入口咽部 ——→ 进入会厌部 ——→ 进入食道

吞咽的过程

进食过程中，控制、协调进食的神经和肌肉发生了问题，导致无法正常运输食物，就会发生"吞咽障碍"！

如何尽早发现吞咽障碍？

吞咽困难常常会有一些危险信号，早期发现这些信号可以帮助我们发现吞咽障碍并进行早期治疗。因此，指导患者或家属，如发现以下任一项危险信号，应尽早就医。

危险信号要记好，吞咽筛查需趁早
√ 经常清嗓，说话声音沙哑
√ 吃东西时哽噎，感觉有东西黏附在喉咙里
√ 喝水时呛咳，吞咽时或吞水后咳嗽
√ 流口水，低头时明显
√ 吞咽后觉得有食物残留在口腔里，吞咽时有疼痛的感觉
√ 吃液体或固体食物费力，食量减少
√ 吃东西时间延长
√ 有食物从口、鼻流出，进食后呕吐
√ 反复发热、肺部感染

脑卒中患者对自己是否存在吞咽障碍可通过饮食评估工具- 10(EAT - 10)进行自我筛查(详见下表)，该评估工具能帮助医生更好地了解患者的吞咽情况。下表每个项目按程度分为 5 个等级(0 分：没有；1 分：轻度；2 分：中度；3 分：重度；4 分：严重)，患者可根据实际情况在对应评分的方框中勾选☑️，然后通过总分综合评估自身的吞咽障碍程度。

结果与建议：如果 EAT - 10 的总评分超过 3 分，您可能在吞咽效率和安全方面存在问题，建议带着 EAT - 10 评分结果去看医生，做进一步的评估和治疗。

脑卒中患者吞咽问题自我筛查——饮食评估工具-10 (EAT-10)

评估项目	0	1	2	3	4
我的吞咽问题已经使我的体重减轻	☐	☐	☐	☐	☐
我的吞咽问题影响我在外就餐	☐	☐	☐	☐	☐
吞咽液体费力	☐	☐	☐	☐	☐
吞咽固体食物费力	☐	☐	☐	☐	☐
吞咽药片(丸)费力	☐	☐	☐	☐	☐
吞咽时有疼痛	☐	☐	☐	☐	☐
我的吞咽问题影响我享用食物时的快感	☐	☐	☐	☐	☐
我吞咽时有食物卡在喉咙里的感觉	☐	☐	☐	☐	☐
我吃东西会咳嗽	☐	☐	☐	☐	☐
我吞咽时感到紧张	☐	☐	☐	☐	☐
总分(最高40分)					

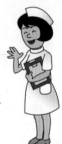

分析　案例中王老伯出现口角流涎、吃东西费力、饮水呛咳,这些都是吞咽困难的信号,应尽早前往医院做进一步评估和治疗。

案例　经评估,王老伯被诊断为吞咽障碍。家属很担心,咨询医护人员吞咽障碍会对患者造成哪些危害。

吞咽障碍有什么危害?

吞咽障碍可能造成的危害如下:

(1) 影响进食及营养吸收,导致营养不良甚至脱水。

（2）食物误吸入肺,发生吸入性肺炎,严重者危及生命。

（3）如果治疗不及时会导致疾病恶化,增加医疗费用。

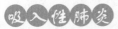

● 吸入酸性物质、动物脂肪,如食物、胃内容物以及其他刺激性液体和挥发性的碳氢化合物后,引起的化学性肺炎。严重者可发生呼吸衰竭或急性呼吸窘迫综合征。

● 吸入性肺炎会导致患者的病死率和致残率增高,同时延长住院时间!

　案例　为了改善王老伯的吞咽功能,康复医师帮助王老伯进行了早期功能训练,同时教给了王老伯后期居家吞咽功能康复训练的方法。

出现吞咽障碍应该如何康复?

如果确实存在吞咽障碍,尽早进行吞咽康复训练,以便最大限度地恢复功能。

1. 颈部训练 · 每日 2 次,每次 10 下。

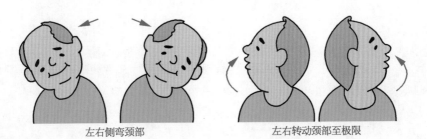

左右侧弯颈部　　　　　　　　　左右转动颈部至极限

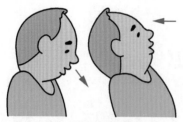
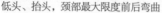

低头、抬头，颈部最大限度前后弯曲

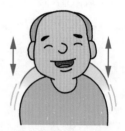

上下提肩、沉肩运动

2. 面部及下颌运动·多做微笑、鼓腮运动。每日两次，每次 10 下。

3. 舌运动·舌依次舔上嘴唇、下嘴唇、左脸颊、右脸颊。每日两次，每次 10 下。

4. 呼吸训练·每日两次，每次 10 下。

（1）缩唇呼吸要点：

● 用鼻吸气，吸气 3 秒。

● 用口呼气，呼气时口唇收缩如吹口哨状，缓缓呼气约 6 秒，吸呼比为 1∶2。

● 训练时不限体位，立、卧、坐位都可以。

（2）腹式呼吸要点：

● 呼吸深长缓慢，用鼻吸气，用口呼气。

● 深吸气鼓起肚子约 5 秒，然后慢呼气回缩肚子约 5 秒，一次呼吸 10～15 秒。

● 训练体位不限，立、卧、坐位都可以。

5. 声带闭合训练·紧闭牙关发"一"，张大嘴巴发"啊"。每天两次，每次 10 下。

案例　王老伯被诊断为吞咽障碍后，营养科医师对王老伯进行了营养不良的风险评估，王老伯身高 1.75 米，体重 70 千克，脑卒中后 3 个月，体重减轻了约 5 千克。王老伯是否存在营养不良？

明确患有吞咽障碍的患者,早期需要进行营养不良风险的评估。在后期的疾病恢复过程中患者也要定期自我筛查,警惕营养不良的发生。

营养不良如何筛查?

吞咽障碍是脑卒中后发生营养不良的主要原因之一。脑卒中患病时间越长,营养不良的发生率越高。因此,及早进行营养不良筛查,可以有效降低营养不良的风险!

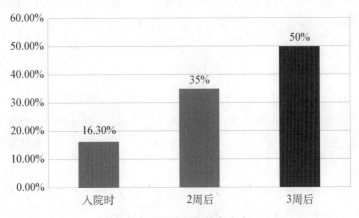

脑卒中后营养不良的发生率

营养筛查的频率:住院患者每周一次;护理院患者至少每月一次;社区居民大于 75 天或者每年一次。通过评估体重指数(BMI)、体重变化、营养摄入量,计算总分,我们就可以判断脑卒中患者是否有营养不良的风险。

1. 步骤一:人体 BMI 测量·根据身高、体重测算 BMI。BMI= 体重(千克)/身高(米)的平方。

BMI	营养不良风险评分
>20(30 为肥胖者)	0
18.5~20	1
<18.5	2

2. **步骤二：近期体重变化**·过去 3～6 个月，非自然性体重丧失百分比。

体重丧失百分比(%)	营养不良风险评分
<5	0
5～10	1
>10	2

3. **步骤三：近期营养摄入变化**·当处于急性疾病状态和(或)超过 5 天没有营养摄入，营养不良风险评分就加 2 分；不存在这两种情况就不加分。

4. **步骤四：计算总分**·总分≥2 分，请及时联系医生！

3 项总分数	营养不良风险程度	处理
0	低度风险	定期评估
1	中度风险	记录饮食＋定期评估
≥2	高度风险	营养治疗＋定期评估

案例　依据上述筛查方法，王老伯的 BMI 为 22.85，该项目营养不良风险评分为 0。王老伯患脑卒中后因吞咽障碍营养摄入不足，3 个月体重减轻 5 千克，体重丧失百分比 6.7％，该项目营养不良风险评分为 1 分。另外，王老伯目前处于疾病恢复期，能少量多餐进食，该项目营养不良风险评分为 0。最后合计王老伯的营养不良风险评分总分为 1 分，属于营养不良中度风险。针对王老伯的营养状况，护理人员对他进行了相关饮食指导。

吞咽障碍如何进行营养管理？

吞咽障碍患者因经口进食功能降低，不能摄入足够的营养和水分，通常需要采取不同的"吃"法来保证营养供应！对于胃肠道功能基本正常，通过消化吸收来得到营养供应的方式我们称之为"肠内营养",包括经口进食和鼻饲营养两种"吃"法。

1. **经口进食患者的吃法** · 经评估可经口进食的吞咽障碍患者可以通过"改变体位、改变食物性状"来进食,最大限度地减少吞咽危险因素,降低误吸风险,提高营养摄入量。

(1)改变体位:采取有效、安全的吞咽姿势。

- 禁止患者在平卧位喂食或进食。

- 鼓励进食时坐起,并逐渐过渡到餐桌吃饭。

- 不能坐起的患者取仰卧位,躯干与床头至少呈 30°角,头部前屈,偏瘫侧肩部以枕垫起;喂食者位于患者健侧。

- 不需要他人喂食的患者,躯干与床至少呈 60°角。

- 进食后应保持坐姿至少 2 小时,防止食物反流。

- 头部转动,通过转头可以扩大梨状窝狭窄空间,使食团更容易被吞咽,适合延髓麻痹的脑卒中患者。

(2)改变食物性状:首先大家一起来了解下食物有哪些性状。食物的性状主要有液体、糖浆稠度、蜂蜜稠度、布丁稠度以及固体等。

- 液体包括水、牛奶、咖啡、酒、果汁、茶等。

- 糖浆稠度:放置于匙内被缓慢倒出时,可一滴滴分开落下。

- 蜂蜜稠度:缓慢倒出时成线状,无法分离,类似蜂蜜。

- 布丁稠度:缓慢倒出时,黏着成团块一起落下,类似布丁。

- 在食物中加入增稠剂,调整食物稠度以适合患者吞咽,从而帮助解决吞咽障碍。食物增稠剂是一种添加剂,主要用于改善和增加食品的黏稠度,将液体、浆状食物形成特定形态,使其稳定、均匀,使食物变得润滑,避免进食时食物残留或发生误吸呛咳。

- 使用方法:在食物(如水、果汁、牛奶、汤)中加入一定量的增稠剂,充分搅拌,或将正常餐食或药物用料理机碾碎,兑水加入增稠剂,混合成不同黏度、不同性状的食物,方便进食。

2. **不能经口进食患者的"吃"法** · 吞咽障碍较严重的患者,经评估不能经口进食,则需要"鼻饲"来摄入营养,将肠内营养液通过管路直接输送至消化道。

(1)鼻饲营养的介绍:鼻饲管(胃管)是最常使用的管饲方法,由鼻孔插入,依次经咽部、食管到达胃部。可通过鼻饲管往胃里注入食物、药物，保证治疗、营养需求，维持水、电解质平衡，促进疾病恢复。

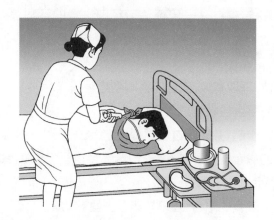

留置胃管后患者咽喉部会有异物感，这是正常的机体反应，如病情好转，能自行进食后，就可以拔除鼻饲管了。

（2）鼻饲需要注意营养液的温度和浓度、营养泵速度、患者体位、冲洗导管，以及配制营养液时要保证卫生。

● 注意营养液温度：用水浴或微波加热营养液，以 35～40 ℃为宜。

● 注意营养液浓度：营养液浓度应从低浓度逐渐增至所需浓度，防止患者出现腹胀、腹泻、不耐受等情况。

● 注意营养泵速度：注入速度宜慢，第一日每小时 20～50 毫升，第二日开始每小时 50～100 毫升。病重患者或老年患者宜选用营养泵控制速度。

● 注意患者体位：上身抬高 30°以上，以防反流，结束后维持该体位至少 30 分钟。

● 注意冲洗导管：注入营养液前后各用 30 毫升温水冲洗导管，以防胃管阻塞。

● 注意卫生：配制营养液时要保证卫生，输注前应检查营养液是否变质；打开或配好的营养液应放在 4 ℃冰箱中冷藏，保存期不超过 24 小时。

（3）鼻饲营养的监测和随访：患者回家后，通过监测每天的摄食量及体重变化情况，可有效评估患者的营养状况。患者及家属应与医师、营养师保持联系，保证治疗方案顺利进行。刚回家需每天电话随访，以后每周、每月一次，稳定后可每季度或半年随访一次。

小百科

进食前后要及时擦洗口腔,保持口腔清洁,防止口腔及肺部感染!

出现异物阻塞呼吸道该如何急救?

注意!吞咽障碍患者需要在安静环境下进餐,进餐时减少说话,避免发生食物误吸。一旦发生食物或异物阻塞呼吸道,可以采用以下急救方法!

腹部冲击法

(1)抢救者站在患者背后双臂环抱患者。

(2)一手握拳,另一只手的手掌压在拳头上。

(3)顶住患者腹部正中线脐上部位,连续快速向内、向上推压冲击6～10次。

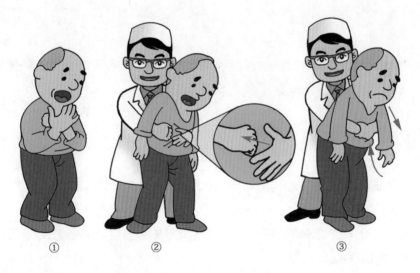

① ② ③

(朱晓萍　金爱萍)

脑卒中患者言语功能康复

脑卒中后部分患者会发生言语障碍。言语障碍指利用口语、书面语及手势语等表达个人思想、感情、意见等的过程出现了障碍。

发生言语障碍的患者只有早期发现、及时康复，才能最大限度地促进言语功能的恢复。本部分会帮助您认识言语障碍，了解如何早期发现言语障碍，以及如何早期进行言语功能康复。

案例　李爷爷67岁，1周前起床后突然跌倒在家里，神志不清、口角歪斜，不能讲话，右侧肢体不能动，被家人送进医院。现住院1周，病情基本稳定。孙子来看望，但是李爷爷听不懂孙子说什么，自己也说不出话。李爷爷很奇怪，自己是怎么了？

案例中李爷爷的症状就是脑卒中后言语障碍的表现，什么是言语障碍？我们怎样才能尽早发现言语障碍呢？

什么是言语障碍？

言语障碍是指无法顺利地利用口语、书面语及手势语等表达个人的思想、感情和意见等。

由于言语是个复杂的过程，任何与发音有关的部位发生损伤，都会影响言语功能，导致"言语障碍"！

小百科

 卒中后言语障碍　言语障碍是脑卒中常见并发症之一。脑卒中早期言语障碍的发生率高达43％～65％！

如何尽早发现言语障碍？

如果出现以下情况之一，就说明可能存在言语功能障碍的危险信号。

危险信号要记好，言语筛查要趁早
√　无法连贯地说出完整句子
√　叫不出人或者物品的名字
√　答非所问，常出现用词混乱，让人无法理解其要表达的意思
√　无任何言语，听不懂别人的话，也无法用语言表达自己的意思
√　以前看得懂的书，现在看不懂了
√　以前会写的字，现在不会写了

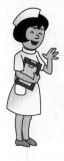

分析　李爷爷听不懂孙子说什么，自己也说不出自己想表达的意思，初步判断为存在言语障碍。这时，李爷爷就应该去寻求专业医生的评估了。

出现言语障碍应该如何康复？

经专业医生评估，如患者确实存在言语障碍，则要尽早进行言语康复训练，以最大限度地恢复语言功能。

1. **言语障碍康复的时机**·急性期过后患者身体及精神状态稳定，至少能耐受 30 分钟以上集中训练，即可开始正规的言语康复训练。

言语功能恢复效果最明显的时期为病后 3～6 个月,某些患者言语功能在更长时间内仍可持续改善。在条件适宜的情况下,请至少坚持进行 6 个月的语言训练。尽管早期语言训练获得的效果较好,但发病 2～3 年的患者也不可轻易放弃治疗。有些患者的言语功能在发病数年后,仍可通过康复得到不同程度的恢复。所以不要放弃任何康复的机会哦!

> 持续训练、持续康复

2. 言语障碍康复的环境准备

(1) 训练场所:训练场所的温度、通风及照明应适宜,保持安静。进行“一对一”训练,以防止患者的情绪受影响,注意力不集中。

(2) 训练时间:训练时间以上午为宜,每次在 30 分钟以内,避免患者疲劳。

(3) 训练内容:训练内容要适合患者的文化水平、生活兴趣等,先易后难,循序渐进,充分调动患者的积极性。

3. 言语障碍康复的方法·言语障碍有很多自我康复的方法,这里将介绍其中的舌唇运动训练、吹气运动训练、闭唇鼓腮训练、打哈欠训练、呼吸训练、韵律训练、听力理解训练、执行指令训练、视知觉训练。

(1) 舌唇运动训练

- 训练要点:舌唇运动训练包括伸舌、卷舌、上下活动舌头、左右活动舌头。
- 训练次数:全套舌部操,每日 3 次,每次 10 下。

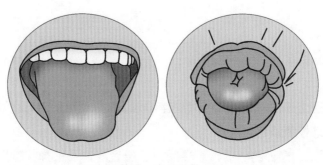

伸舌、卷舌交替

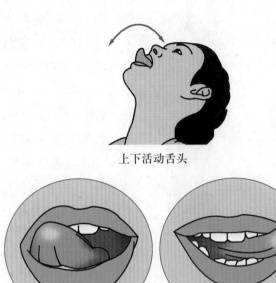

上下活动舌头

左右活动舌头

（2）吹气运动训练

● 训练要点：如吹蜡烛、吹哨子、吹气球等，可引导气流通过口腔，减少鼻漏气。

● 训练次数：每日 3 次，每次 10 下。

（3）闭唇鼓腮训练

● 训练要点：闭唇鼓腮，然后发"s"等。

● 训练次数：每日 3 次，每次 10 下。

（4）打哈欠训练

● 训练要点：轻轻地打哈欠并伴随呼气，同时发出一些音节和词语。

● 训练次数：每日 3 次，每次 5～10 分钟。

（5）呼吸训练

● 训练要点：深吸气（鼓起肚子）3～5 秒，然后慢慢呼气（回缩肚子）3～5 秒（指导图见"腹式呼吸练习图"）。

● 训练次数：每日 3 次，每次 5～10 分钟。

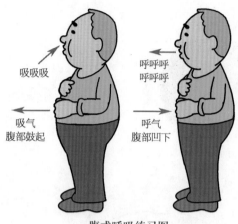

吸吸吸

吸气
腹部鼓起

呼呼呼
呼呼呼

呼气
腹部凹下

腹式呼吸练习图

（6）韵律训练

• 训练要点：练习各种语调的语句，如疑问句、命令句、感叹句等表示不同感情的语句。重读句子中的一个词，使语义改变，例如："我今天去上海，我今天去上海，我今天去上海。"练习内容不局限于上面的举例！

• 训练次数：每日 3 次，每次 10 组。

（7）听力理解训练

• 训练要点：面前放 3 张图片（剪刀、闹钟、杯子），然后医护人员或者训练者说"请指出我说的东西"，如"闹钟"，让患者指认相应的图片。

听力理解训练贯穿在我们的生活中，随时随地可根据家里的物品进行练习。随着时间的推移，练习的内容可以增多、难度也可以增大。

• 训练次数：每日 3 次，每次 10 组。

（8）执行指令训练

• 训练要点：医务人员或者训练者发出口头指令，让患者执行。如医务人员或者训练者发出"把书合上""闭上眼睛""把笔放在书上"等指令，患者按要求做出相应的动作。

执行指令训练随时随地可进行练习，练习的内容不局限于上面的例子，后期可以逐渐进行复杂的指令。

• 训练次数：每日 3 次，每次 10 组。

（9）视知觉训练

• 训练要点：在患者面前放置单个字及与字匹配的图片让其认识字，并进行字与图之间的匹配。

• 训练次数：每日 3 次，每次 10 组。

李爷爷通过训练基本能跟孙子交流了。所以遇到同样的情况，大家要有信心！

言语功能康复的软件有哪些？

目前市面上开始有一些帮助语言康复的软件了，但是种类还不是很丰富，而且很多软件是付费的，大部分适合医院等机构购买使用。这里仅给大家做一个大概介绍。

1. 语康 · 语康是一个可以在手机上使用的语言训练的手机 APP。

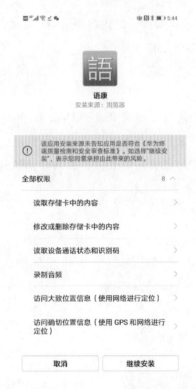

2. 六六脑 · 六六脑公司旗下有开发语言康复的产品。更多信息可登录其官网查询：https://www.66nao.com/naokangfu.html。

3. COGNI · COGNI 是一套来自美国的康复系统，有涉及多种功能的康复，包括语言康复。更多信息请登录其官网查询：http://www.gz-sk.cn/index.html。

（贺亚楠）

脑卒中患者认知功能康复

脑卒中后有些患者会出现认知功能障碍,这就是我们常说的脑卒中后认知障碍。很多患者和家属因为不了解脑卒中后认知障碍,未能及时寻找医生进行积极的治疗、康复,导致认知障碍程度加重、发生痴呆、丧失生活自理能力,甚至死亡。

下面将围绕脑卒中后认知障碍的内容展开,向大家介绍怎样识别脑卒中后认知障碍,怎样进行认知功能的康复。

案例 张阿姨,67 岁,3 个月前突发急性脑梗死,病情稳定后回到家中。最近 1 周,张阿姨的爱人发现张阿姨经常忘记吃药。有一次厨房煮着稀饭,张阿姨没有关火就出门了,差点酿成火灾。买菜时张阿姨算账也算不清楚,总是给错钱。张阿姨这是怎么了?

 案例中张阿姨的症状就是脑卒中后认知障碍的表现。作为普通人,怎样识别脑卒中后认知障碍呢?

什么是脑卒中后认知障碍?

认知障碍是指记忆、语言、视空间、执行、计算和理解判断等认知功能中的一项或多项受损,并影响个体的日常生活或社会能力。

脑卒中后认知障碍是指脑卒中后 6 个月内发生的认知功能障碍,是由血管因素导致或与之伴随的认知功能障碍,可单独发生或与阿尔茨海默病伴发(阿尔茨海默病是一种起病隐匿的进行性发展的神经系统退行性疾病,俗称"老年痴呆")。

脑卒中后认知障碍较轻的患者表现为多个认知功能领域的损害,如短时记忆力下降、计算能力下降、注意力不集中等；程度较重者表现为痴呆，不认识家人、朋友，不记得回家的路，情绪暴躁或低落，生活不能自理等。

脑卒中后认知障碍的发生率有多高?

脑卒中后认知功能障碍很常见，但是诊断率低，患者预后也比较差。研究发现，40%～70%的脑卒中后患者出现了不同形式的认知功能障碍。在脑卒中发病后 3 个月、1 年、2 年、3 年，认知功能障碍的发生率分别为 39%、35%、30%、32%。

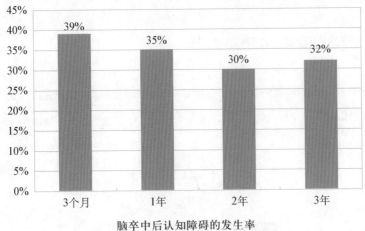

脑卒中后认知障碍的发生率

如果能及早发现认知障碍，进行积极有效的治疗和康复训练，可以在一定程度上延缓发生认知障碍的进程，提高患者自理能力和生活质量。

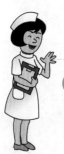

分析 脑卒中后认知障碍较常见，案例中张阿姨出现记忆力下降、计算能力下降，可初步判断出现了脑卒中后认知障碍，应进一步进行专业评估。

案例　过了 2 个月,张阿姨有一次自己去超市购物,却迷路了,找不到回家的路。路边的警察发现了张阿姨,问她叫什么名字,家住哪里,家里还有什么人,家里人的联系方式。张阿姨想了半天,只能说出自己的名字和老伴的名字,怎么也想不起自己家的地址和家人的电话。

案例中张阿姨的表现就是脑卒中后认知障碍的典型表现。那么,发生脑卒中后认知障碍的患者可能有哪些表现呢?

脑卒中后认知障碍的表现有哪些?

脑卒中后认知障碍包括不同的认知领域出现的障碍,如注意力、记忆力、执行功能、感知和实践、语言等方面出现障碍。

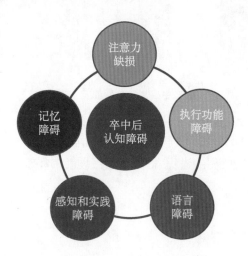

1. 注意力缺损·注意力是个体心理活动对一定事物的指向和集中。脑卒中后注意力缺损的患者往往表现为注意力很容易分散,或者不能专注对待一项任务。

● 例1：注意力缺损的患者在吃饭时，如果旁边在播放电视节目，患者会被电视节目的画面和声音吸引，无法完成吃饭任务。

● 例2：注意力缺损的患者在卫生间镜子前面梳头时，患者可能因为注意力不集中，只顾照镜子而忘记了梳头。

2. **记忆障碍**·记忆是对过去经验的回忆和再认。有些脑卒中患者会明显表现出记忆力的减退，表现为记不清过去发生的事。

● 例：有些患者会忘记"早晨的药有没有吃""谁来看过我""午饭吃了没有""午饭吃的什么"，甚至连刚发生的事情也不记得；或出现"不认识以前的熟人""不能正确做简单的加减计算"等情况。有些患者明明刚刚吃过饭，但转身就忘了，还会和家属争执"我没有吃过饭啊"。

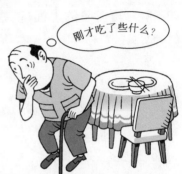

3. **执行功能障碍**·执行功能是指个体许多认知加工过程的协同操作，是在实现某一特定目标时，个体所使用的灵活而优化的认知和神经机制。脑卒中患者认知损害发生后，在执行功能方面表现最明显。年龄越大的患者，执行功能障碍越严重。

发生执行功能障碍的患者规则转换能力、计划能力、问题解决能力、组织和督促行为能力均受到不同程度的影响。如患者不能按顺序连线、不能正确地画立方体、不能找到钥匙等。

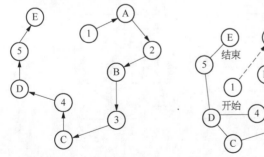

执行功能正常者的连线

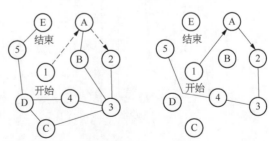

执行功能障碍患者无法按照既有的规律连接数字和字母

4. **感知和实践障碍**·视觉空间障碍和失认症是最常见的感知和实践障碍。

（1）视觉空间障碍：视觉空间障碍包括空间关系障碍、空间定位障碍、图形—背景缺损、地形定向障碍、单侧忽略。

● 空间关系障碍：指患者在识别物体与另一物体或与其自身关系上存在缺损。如不能把衬衣的纽扣和扣孔匹配到一起，或不能正确地系鞋带；坐轮椅时，对身体和床或其他物体的关系不能准确定位等。

● 空间定位障碍：患者不能识别物体包括身体各部分的精确位置或姿势。如不能分辨盘子的上面、前方、左侧和右侧，不能正确地画出时钟和立方体等。

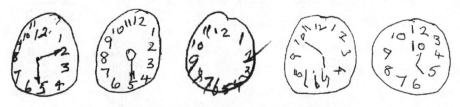

空间定位障碍患者无法正确画出时钟

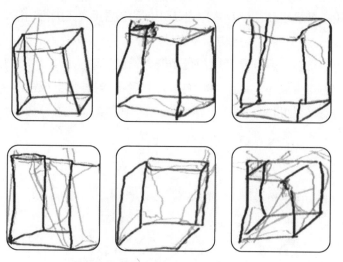

空间定位障碍患者无法正确画出立方体

● 图形-背景缺损：表现为患者不能将前景从背景中区分出来，例如患者不能分辨放在桌子上的餐盘。

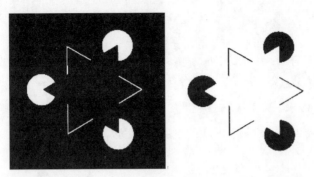

图形-背景缺损患者无法区分出左图中黑色的三角形和右图中白色的三角形

● 地形定向障碍：表现为患者很难找到空间中的方向。例如患者找不到每天行走的必经路线。

● 单侧忽略：单侧忽略是脑卒中后最常见的行为认知障碍之一，表现为受损对侧肢体感知觉缺失，不能注意到对侧视觉、听觉、触觉，伴空间定位等行为能力的异常。不仅影响患者感觉、运动、认知及日常生活活动，还涉及精神、心理活动，甚至发生意外，如坠床、摔倒、碰撞等。

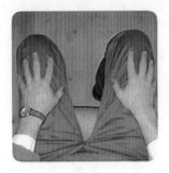 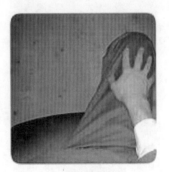

正常视野　　　　　　　　　　单侧忽略

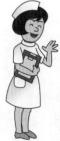 分析　案例中张阿姨找不到回家的路，是出现了地形定向障碍。应有人陪伴张阿姨外出，另外应在张阿姨的口袋里放置写有家人联系方式和地址的纸条。

案例 又过了半年,张阿姨渐渐地不认识周围的人,她女儿回家看望她,她却说不认识这个人。张阿姨生活渐渐不能自理,洗澡时经常只开冷水或热水,提着裤子跑到客厅阳台上厕所。说话也变得没有条理,经常会反复说某一句话。张阿姨的表现涉及了哪些认知障碍呢?

（2）失认症:指不能识别视觉、听觉或触觉的刺激。患者表现为手指失认、视觉失认、自身感觉失认、同步失认和触觉失认。例如患者不能识别身体各部分及相互之间的关系,不能通过视觉来识别物体。有些患者会出现人脸失认,不能识别熟悉的面孔。

5. 语言障碍·语言障碍又称为失语症。脑部器质性病变导致大脑语言区及其相关区域受损,患者对符号语言的理解和表达出现障碍,表现为不同程度的听、说、读、写的功能障碍,导致患者与人交流存在明显障碍。

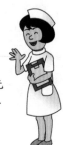

分析 案例中张阿姨不认识周围的人,就是出现了失认症;洗澡时不会调水温是出现了执行功能障碍;到阳台上厕所是出现了视觉空间障碍;说话没条理是出现了语言障碍。

怎样评估认知功能?

如果在刚开始出现认知障碍时能够及时发现并给予积极的干预和康复训练,就可以延缓认知障碍的进程。可以采用一些简单易行的认知评估量表,对患者的认知功能进行筛查。

1. **简易认知评估量表（Mini-Cog）**·Mini-Cog 是极简单的认知筛查工具，包括 2 个简单的认知测试：对 3 个词语的记忆—延迟回忆和画钟试验。

（1）操作流程

● 让患者仔细听记 3 个不相关词语，然后让患者复述这 3 个词语（例如皮球、国旗、树木）。

● 在一张白纸上，让患者画一面钟，标出时间刻度，然后让患者划出一个特定时间的指针位置（例如 11：10）。

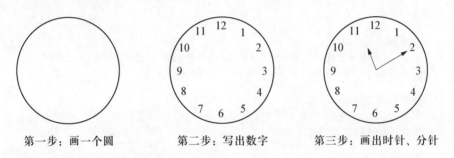

第一步：画一个圆　　　第二步：写出数字　　　第三步：画出时针、分针

● 让患者再次复述之前的 3 个词语。

（2）评分标准

● 词语延迟回忆：每答对 1 个词语计 1 分。

● 画钟试验：能把钟面上 12 个数字全部按顺序写正确计 1 分，分针、时针位置画对计 1 分。

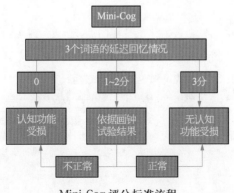

Mini-Cog 评分标准流程

- 满分 5 分。

- ＜3 分认为有认知功能损害。

Mini-Cog 对普通老年人群有效,诊断认知功能损害有较好的敏感性。

2. **记忆障碍自评量表(AD8)** · AD8 是识别早期认知障碍的一项简单敏感的筛查工具,常发给患者或向患者的照顾者了解情况进行评价。共 8 个条目,耗时短(＜3 分钟)。但 AD8 不是诊断量表,不能诊断认知障碍。

记忆障碍自评量表(AD8)

右侧第一栏中的"是"表示在过去的几个月中，您在认知能力方面出现的问题	是	不是	无法识别
1　**判断力出现问题** 例如:在解决日常生活问题、经济问题时有困难,如:不会算账了;做出的决定经常出错;辨不清方向或容易迷路			
2　**缺乏兴趣、爱好,活动减少** 例如:几乎整天和衣躺着看电视;平时讨厌外出,常闷在家里;身体懒得动,无精打采			
3　**不断重复同一件事** 例如:总是提问同样的问题,一句话重复多遍			
4　**学习使用某些日常工具或家用电器出现困难** 例如:使用遥控器、微波炉及影音光碟等有困难			
5　**记不清当年的月份或年份**			
6　**个人经济财产掌控困难** 例如:忘了如何使用存折;忘记了如何付水、电及煤气账单等			
7　**记不住和别人的约定** 例如:忘记和家人约好的聚会;计划拜访亲朋好友也会忘记			
8　**日常记忆和思考能力有问题** 例如:自己放置的东西经常找不到;经常忘记服药;想不起熟人的名字;忘记要买的东西;忘记看过的电视、报纸及书籍的主要内容;与别人谈话时无法表达自己的意思等			

计分方法:每个"是"计 1 分,"不是"和"无法识别"不计分。将以上评分相加,得到总分。总分范围为 0~8 分。总分≥2 分:提示认知功能可能出现了问题,即有认知功能损害,建议尽早到神经内科就诊。

怎样帮助患者做认知康复？

1. **功能性方法**·功能性方法又称为适应性方法，目的是帮助患者适应缺损，改变任务的特征以促进功能恢复，以及利用患者的正常功能来代偿失去的功能。功能性方法通过在日常生活活动中反复实践，可提高患者的日常生活活动能力，提高患者的独立性。

（1）环境改造：环境改造不仅包括改造家庭的居住环境，还包括改变任务的特性和环境。例如存在图形-背景辨别困难的患者，可以给他们准备颜色对比强烈的餐垫和碗筷。

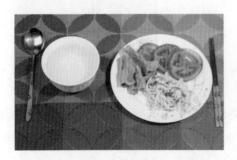 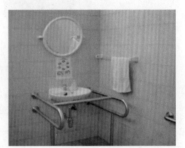

使用颜色对比强烈的餐垫和碗筷　　　　　　改造家庭环境

（2）使用代偿工具：可以设定闹钟，通过闹钟定时响起提醒某些记忆力差的患者按时服药。使用记忆辅助工具如告示栏和标识、日历、日志、笔记、录音带、报时器以及记录，逐步地指导。训练性方法可以依靠陪护人员来实现。

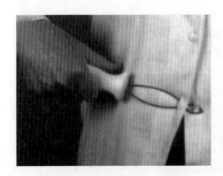 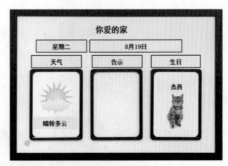

使用代偿工具辅助扣纽扣　　　　　　使用代偿工具：告示栏

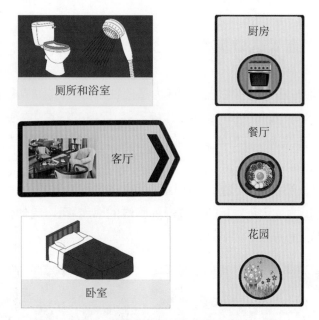

使用代偿工具：标识

2. **治疗性方法** · 治疗性方法又称为恢复性方法，目的是通过各种康复训练促使患者受影响的功能恢复。大脑皮质具有可塑性，能在损伤后进行自身修复和重组。通过训练和重复操作可以让患者重新学会某项技能。

例如通过反复训练患者进行桌面活动（如木钉盘作业）和计算机作业，可以直接改善患者实施这些活动所需的基本处理技能，患者将这些技能转移到其他任务中，可提高日常生活活动能力。

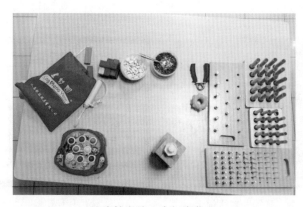

治疗性方法：木钉盘作业

3. **联合方法** · 功能性方法重点放在作业活动本身上,治疗性方法重点放在作业活动的技能上。只使用某一种方法,效果有限,因此两者常常联合使用。

例如一名存在注意障碍的患者,进餐时间注意力常常分散,不能自主进食。这时可以采用提示逐减系统和逐渐增加环境中分散注意力事物数量的方法,纠正患者注意力不集中的情况。

(1)利用提示和线索:利用提示和线索可以对患者的行为进行修正、强化和巩固。提示和线索的应用是认知康复的一部分,可以有效提升患者的洞察力、错误察觉能力及执行能力。在开始执行任务时,为患者提供每一步的详细提示。这种提示可以是语言、流程图或者录音、录像等。

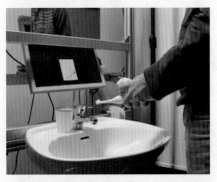

放在洗脸池边上的辅助系统,通过视频演示引导患者刷牙

例如患者要完成一个刷牙的任务,家属可以提示:"打开水龙头,将牙杯接好水;关闭手龙头,将牙刷放进牙杯中蘸水;拧开牙膏盖,将牙膏挤到牙刷上;将牙刷放进嘴里;先刷门牙,接着刷左侧上牙、左侧下牙,再刷右侧上牙、右侧下牙;最后拿起牙杯喝水、漱口。"

(2)艾弗特(Affolter)方法:Affolter 方法通过为认知障碍的患者提供触觉-运动觉输入来促进问题的解决。引导是 Affolter 方法的主要原则。家属将手放在患者的整个手上,覆盖手背和指尖。家属可以和患者说:"我将要通过我的手来引导你的身体/手。我的手会示意你我想要你做什么。"当患者执行任务时,沿着一个支撑面运动,给予患者最大的触觉反馈,引导患者进行操作训练。练习过程中,允许患者犯错,以给予他们解决问题的机会。

例如:

• 引导患者梳头,家属把手放在患者手上,让患者的手握住梳子,家属引导患者的手练习梳头。

• 引导患者穿鞋,家属把手放在患者手上,引导患者的手顺着腿往下触摸,直到摸到脚和旁边的鞋。

● 引导患者刷牙,家属把手放在患者手上,引导患者的手摸到牙膏、牙刷。

● 引导患者洗脸,家属可以引导患者的手顺着水槽的边缘一直触摸到水龙头。

（3）辅助用具:辅助用具有助于帮助记忆障碍的患者完成任务,例如日历、日记、笔记、录音带、报时器或闹钟,可以按照任务时间和清单,提醒患者按时、按步骤地执行任务。目前国外研究者开发了成熟的手机应用程序 APP,可以进行特定认知领域的功能训练（见例图）。下面向大家介绍其中最先进、最热门的7 种 APP。

● "找不同"APP:从两幅图中找出不同之处。

● "思考时间"APP:通过科学游戏,思考时间训练记忆、注意力、反思能力和关键的认知能力。

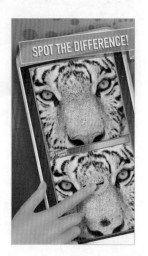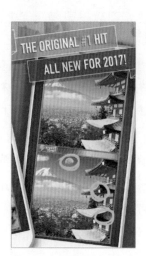

国外认知功能康复训练手机 APP 界面

● 大脑健康训练 APP:通过 360 个大脑游戏,训练记忆力、处理速度、专心程度、问题解决能力、视觉—空间能力。

● 持续治疗 APP:通过 65 类任务、6 万种刺激和 10 种不同难易程度的游戏改善言语、认知、记忆、阅读、注意力和综合思考能力。

● 光亮 APP:将 25 种认知游戏综合到日常训练程序中,根据患者的个体情况设定一系列训练任务,训练患者的记忆力、注意力等。

● 保持认知健康 APP:神经生理科学家设计的一款连贯的、有趣的、依从性高的游戏，改善患者的记忆力、注意力等认知功能。

● 清晰 APP：采用间隔重复技术帮助患者增强记忆，内容包括数字、词语和事实等。

有兴趣的话，您还可以从以下网站了解以上 APP 的具体信息并下载应用：https://www.neurorehabdirectory.com/top-7-stroke-apps-cognitive-deficits/。

（李　娟）

脑卒中患者肢体活动：卧位、转移和步行

　　脑卒中后患者会出现不同程度的一侧上、下肢无力或偏瘫，患侧上、下肢体运动能力不同程度受限，严重影响日常生活自理能力。本部分内容包括正确的卧姿及卧姿转换、站立、行走等康复训练方法，下面开始一起学习吧！

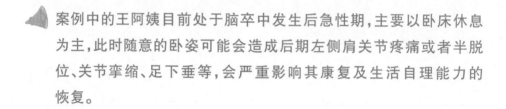

案例　王阿姨因急性脑梗死后入院康复治疗，入院时神志清、言语可，左侧肢体不能自主活动，入院后以卧床休息为主。护士巡视病房时看到王阿姨左侧偏瘫的肢体放置随意，没有处于功能体位，即刻纠正王阿姨，并告知她正确的卧姿。王阿姨感到非常困惑，难道躺着的姿势还有要求吗？

　　案例中的王阿姨目前处于脑卒中发生后急性期，主要以卧床休息为主，此时随意的卧姿可能会造成后期左侧肩关节疼痛或者半脱位、关节挛缩、足下垂等，会严重影响其康复及生活自理能力的恢复。

什么是正确的卧姿？

　　脑卒中患者床上正确的卧姿有 3 种：健侧卧位、患侧卧位、仰卧位。健侧卧位是健侧肢体在下，患侧肢体在上；患侧卧位是患侧肢体在下，健侧肢体在上；仰卧位是患者平躺在床上。瘫痪在床的脑卒中患者每 2 小时需变换一下卧姿，有助于预防压力性损伤、肢体痉挛、下肢深静脉血栓等并发症。

　　1. 正确卧姿的重要性·脑卒中急性期卧姿不正确就会出现关节痉挛变形，留下后遗症，影响以后的康复。

　　2. 正确卧姿·正确卧姿包括健侧卧位、患侧卧位、仰卧位。详见"脑卒中的病房早期治疗"中"如何摆放体位才能预防痉挛"的相关内容。

3. 注意事项

（1）脑卒中患者处于不同疾病阶段，卧床的床头高度亦有不同的要求。脑卒中急性期（发病 48 小时内）：床头放平。脑卒中恢复期：床头抬高 15°～30°。

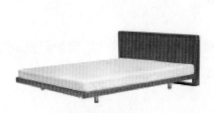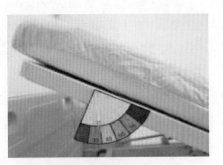

急性期床头放平　　　　　　　　　恢复期床头抬高 **15°～30°**

（2）脑卒中患者多数为偏瘫，但常易忽略偏瘫侧的康复，照顾者应注意增加偏瘫侧的本体刺激。对于卧床的患者，照顾者喂药、喂饭或护理时，应从患侧接触患者，对患侧多给予刺激。

（3）长期卧床的患者，每 2 小时变换一下姿势。

案例　　王阿姨经过 2 周的卧床康复治疗后，综合康复评定的结果是：生活部分自理，不给阻力的情况下可完成全关节活动范围的运动，肌肉紧张度增加，有轻度阻力增加，可以尝试慢慢坐起康复锻炼。

护士：王阿姨，不要一直躺着，尝试起来坐坐吧，从现在开始您可以进行坐起锻炼啦。

王阿姨：护士，我不行的，现在左边手和腿脚没有力气，会摔跤的，我不敢坐起来。

针对王阿姨的担心，下面一起学习如何运用正确的方法坐起来，不会意外摔倒。

如何从床上坐起来？

1. 患者独立坐起·脑卒中患者急性期过后,生命体征平稳时就可以尝试从床上坐起。坐起方式有两种:自己从健侧坐起和自己从患侧坐起。

独立坐起的原则:用健侧肢体带动患肢。

（1）独立从患侧坐起

1）准备:患者取平卧位,用健侧手把患肢放在肚子上,健侧脚屈起将脚踝置于患侧膝盖底下。

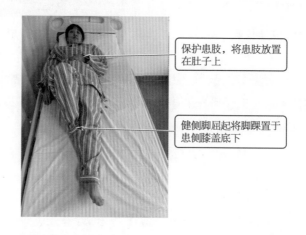

保护患肢,将患肢放置在肚子上

健侧脚屈起将脚踝置于患侧膝盖底下

2）翻身:健侧手抓住床边扶手或床沿,身体一起向患侧翻过去。

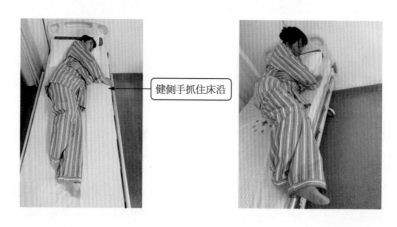

健侧手抓住床沿

3）坐稳并保持：健侧手支撑在床沿将身体缓慢从床边坐起，两脚分开与肩同宽，保持上身平稳。

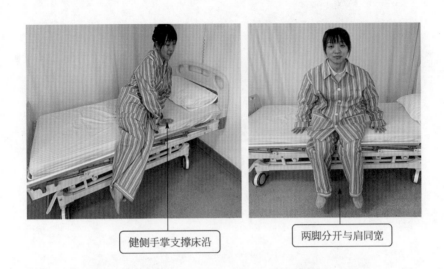

健侧手掌支撑床沿

两脚分开与肩同宽

（2）独立从健侧坐起来

1）准备及翻身：平卧位，用健侧手把患侧的胳膊放在肚子上，健侧脚屈起将脚踝置于患侧膝盖底下，健侧手肘支撑在床沿。

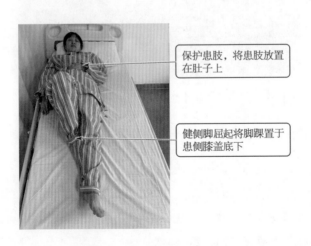

保护患肢，将患肢放置在肚子上

健侧脚屈起将脚踝置于患侧膝盖底下

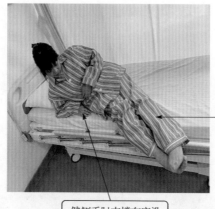

健侧脚带动患侧脚移动至床沿

健侧手肘支撑在床沿

2）坐稳并保持：健侧手支撑在床沿让身体缓慢从床边坐起，两脚分开与肩同宽，保持上身平稳。

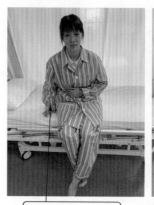 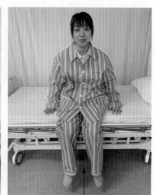

健侧手支撑在床沿，慢慢坐起

两脚分开与肩同宽

- 健侧脚带动患侧脚移到床沿时，不要太靠床沿外面，以防跌落。
- 坐起时速度要慢，防止向前摔倒。

2. 他人帮助从健侧坐起

1）照顾者站在患者健侧，指导并协助患者双手举起，将健侧脚从患侧膝盖下方穿到患者的脚踝下方。

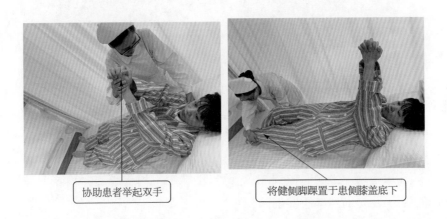

协助患者举起双手

将健侧脚踝置于患侧膝盖底下

2）照顾者一手扶住患者举起的双手，一手扶住健肢膝关节上方，指导患者用健侧脚勾住患肢，利用健侧上肢带动患侧上肢晃动将躯干翻身至健侧卧位。

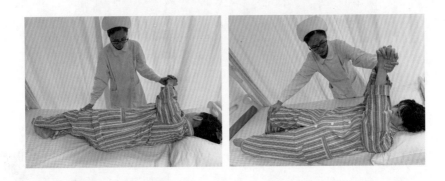

3）照顾者手扶住患者的肩膀，帮助患者移至床沿缓慢坐起。坐起后协助患者调整坐姿，双脚着地，两脚分开与肩同宽，保持上身平稳。

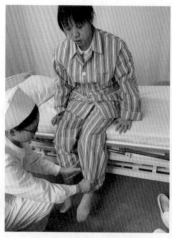 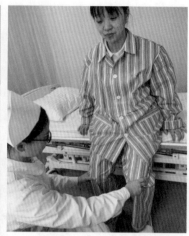

3. **注意事项**·坐的时候要注意姿势，不然也不利于康复。参照下图学习正确的姿势，坐好时身体不要前倾。

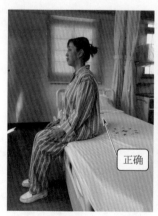 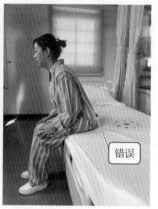

正确　　错误

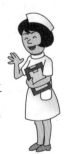

分析　案例中王阿姨由于没有掌握坐起要领，害怕摔倒，不敢尝试坐起训练，后期会出现因长期卧床休息引起的体位性低血压、肌肉萎缩、关节僵硬等并发症。

案例 王阿姨发生脑卒中 2 个月后，左侧肢体偏瘫，经积极康复治疗与护理，左侧肢体能够在床上做抬高、左右移动运动，此时王阿姨一心希望能够下床活动。王阿姨可以借助轮椅出行吗？如何在床、轮椅间自如地转移？

怎样在床、轮椅间自如地转移？

1. **学会床、轮椅间转移的重要性**·学会床、轮椅间转换方法可以使脑卒中患者独立进行日常生活，是脑卒中偏瘫患者走向正常生活的第一步。

2. **独立转移的方法**·独立转移适用于能独立站起并保持稳定的患者，床、轮椅间转换包括床上移动到轮椅和由轮椅移动到床。

（1）独立从床到轮椅斜向转移

1）轮椅靠在床边，停于健侧，与床的长轴呈 30°～45°，刹住双轮，健手扶床从床上站起（A）。

2）再用健手扶轮椅远侧扶手，以健腿为轴将臀部转向轮椅（B）。

3）保持平衡，缓慢有控制地坐下（C）。

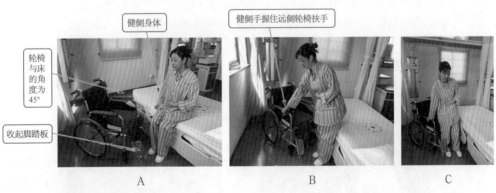

轮椅与床的角度为45°　收起脚踏板　健侧身体　健侧手握住远侧轮椅扶手

A　　　　B　　　　C

（2）独立从轮椅到床转移

1）转移轮椅停靠床尾与床的长轴呈 30°～45°，刹住双轮，健侧手支撑床沿（A）。

2）用健侧的上、下肢支撑身体站立（B）。

3）健侧手支撑床沿,以健腿为轴心将臀部转向床沿,有控制地慢慢坐下(C)。

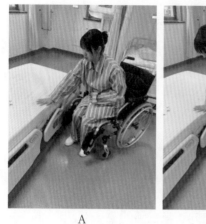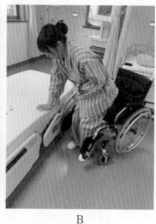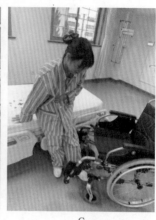

A　　　　　　　　　B　　　　　　　　　C

（3）他人帮助从床到轮椅转移（方法一）

·帮助患者下床·

1）将轮椅放于靠近床尾,使轮椅和床沿呈 30°夹角;照顾者面对患者站立,尽量贴近患者,两脚分开,一脚在前、一脚在后(A)。

2）将患者双手搭在照顾者肩上,使患者身体前倾,照顾者将手托于其腋下,帮助其站起(B)。

3）照顾者支撑患者向轮椅方向转身(C)。

4）照顾者紧贴患者身体下蹲,患者缓慢坐在轮椅上(D)。

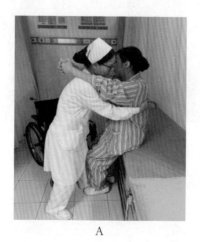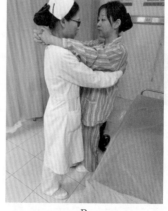

A　　　　　　　　　　　　B

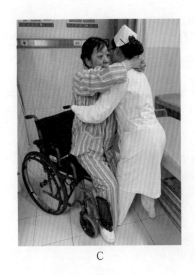

C

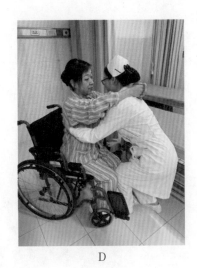

D

· 帮助患者上床 ·

1）使患者健侧靠近床边，照顾者弯腰贴近患者身体（A）。

2）照顾者屈膝、屈髋，双手托住患者腋下，扶起患者（B）。

3）帮助患者向床边转身，使患者坐在床边上（C）。

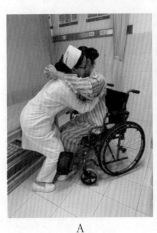

A

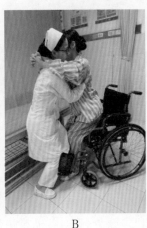

B

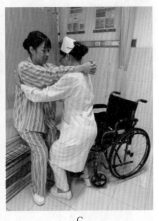

C

（4）他人帮助从床到轮椅转移（方法二）

1）照顾者站在患者患侧，面向患者，用对侧手穿拇握法握住患手，另一手托住患侧肘部（A）。照顾者握住患手时，拇指穿过患手拇指，其余四指握紧并拢。

　　2）患者患侧脚位于健侧脚稍后方，健侧手扶住轮椅远侧扶手，同时患手拉住照顾者的手站起；然后以双足为支点转动身体直至背靠轮椅（B）。

　　3）照顾者向前倾斜身体，并半蹲，帮助患者转动身体、臀部靠向轮椅、向下移动慢慢坐于轮椅中（C）。

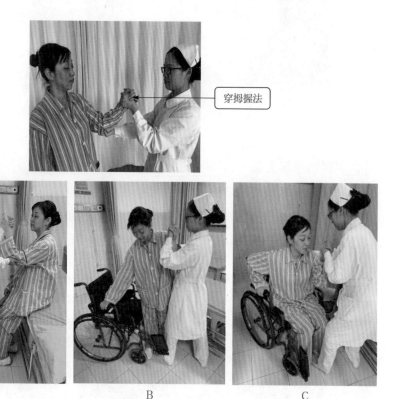

穿拇握法

A   B   C

小贴士

● 转移前一定要先固定轮椅刹车，再进行转移。
● 轮椅与床放置的角度一定要正确，以确保转移过程的安全。

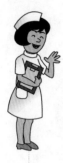

分析 从床到轮椅转移训练,可以提高患者患侧肢体的活动能力,从而提高患者的生活自理能力。案例中王阿姨在护士的帮助下学会床到轮椅间的转移方法,经过不断训练,生活自理能力得以提高并逐步恢复。

案例 王阿姨经过一段时间的床到轮椅转移训练后,左侧肢体活动功能有所提高,平衡能力也有所提升,患侧肢体运动能够对抗外力,但是肌肉力量不足,没有支撑可以独立坐,他人扶住可以站立,健侧肢体站立可维持平衡几秒。基于上述情况,医护人员认为王阿姨可以进行站立训练。

如何进行站立训练?

1. **何时可开始站立训练** · 当患者能够坐稳,两侧或一侧下肢肌力允许时,可进行独立(或者家人)起立动作及站立位平衡训练。站立后要注意扶持,避免发生意外。

2. **独自站立起来的方法**

(1)靠墙站立,待身体平衡后,再将两足分开与肩同宽(A)。

(2)站稳后做轮流负重训练,先慢慢将身体重心移向健侧腿(B)。

(3)再缓慢将身体重心逐渐移向患侧腿(C)。

(4)转换方向练习时,先将患侧下肢抬起,患侧脚尖着地,以健侧脚跟为轴心向健侧旋转(D)。

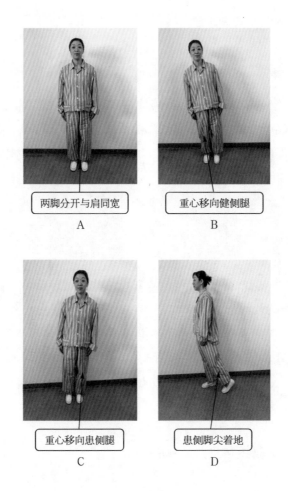

两脚分开与肩同宽

A

重心移向健侧腿

B

重心移向患侧腿

C

患侧脚尖着地

D

小贴士

独自站立小窍门

● 双足着地，双上肢充分伸展，身体前倾。

3. 照顾者协助站立的方法

（1）双脚着地，健侧脚在后，躯干前倾（A）。

（2）照顾者面向患者站立,两脚分开与肩同宽,用双膝夹紧患者双膝外侧以固定,双手扶托其双侧髋部或拉住患者腰带,将患者向前向上拉起(B)。

（3）患者双臂抱住照顾者颈部或双手环抱住照顾者,与照顾者一起向前向上用力,完成抬臀、伸腿至站立(C)。

（4）调整患者重心,使双下肢直立承重,维持站立平衡(D)。

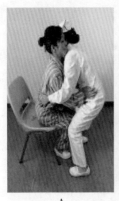 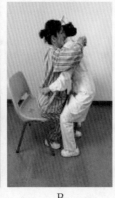 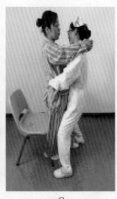 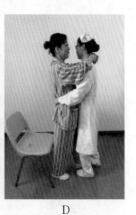

A　　　　　　B　　　　　　C　　　　　　D

小窍门

● 高龄、肥胖和肌力不足的患者,早期应给予帮助,随着康复进程,视康复情况逐步减少帮助。

● 防止摔倒、骨折或关节脱位等事故。

● 视病情可给予患者单拐或双拐辅助。

案例　　王阿姨经过一段时间的站立训练,患侧肢体功能显著提高。可以独立坐,他人扶住可以站立,支撑下站立可以维持1分钟,无支撑下健侧肢体站立可维持平衡数秒。经以上评定,王阿姨可以进行行走训练,但王阿姨不知如何进行正确的行走训练。

如何进行行走练习?

1. **何时可开始行走训练·** 当自我感觉平衡力较好、重心较稳时,才可进行行走训练。除独立行走,也可借助其他辅助工具进行步行能力的练习,如单脚拐杖、多脚拐杖、腋拐、助行器等。行走助行器的选择和结构详见 179 页"正确使用助行器"的相关内容。

2. **进行行走训练的方法**

(1)借助单脚拐杖行走:单脚拐杖的行走包括两种方法:三点步行、两点步行。

1) 三点步行法

- 准备姿势:健侧手握拐。
- 第一步:移动单拐,将单脚拐向前移一步。
- 第二步:迈患肢。身体前倾将体重移动至单拐后迈出患腿。
- 第三步:迈健肢。健侧下肢向前迈出。依次重复第一步、第二步、第三步的步骤。

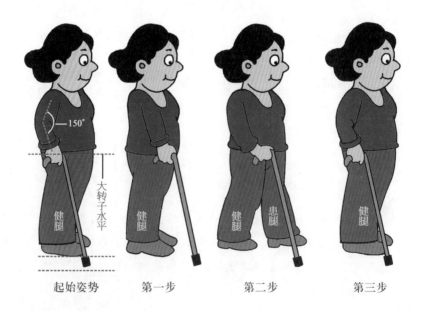

起始姿势　　　第一步　　　第二步　　　第三步

2)两点步行法:此法步速快于"三点步行",将"三点步行"中第1步和第2步合并了,适合病情较轻的患者或恢复后期患者。

(2)借助单脚拐上楼梯

● 准备姿势:移动身子靠近待上楼梯最底下的台阶;如果有扶手,一手抓住扶手,一手撑住拐杖,身体尽量靠近楼梯扶手。

● 移动健肢:两手和患侧腿同时支撑体重,先移动健侧腿跨上一级台阶。

● 调整重心:健侧腿发力站直,重心转移到健侧腿上。

● 移动拐杖和患肢:同时向上移动拐杖和患腿上一级台阶,与健侧腿平级。

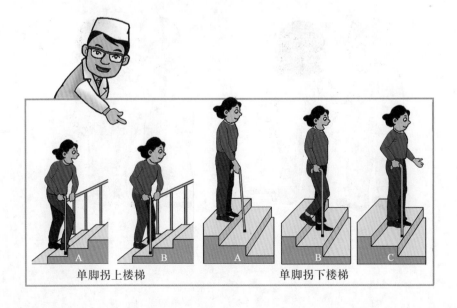

单脚拐上楼梯　　　　单脚拐下楼梯

（3）借助单脚拐下楼梯

• 准备姿势：移动身子靠近待下楼梯顶端；如果楼梯有扶手，尽量使用。

• 移动患肢：同时向下移动患腿及拐杖至下一级台阶。

• 移动健肢：重心下移，再移动健侧腿下一级台阶。

• 重复动作，一次下一层楼梯。

（4）借助多脚拐杖：患者可在照顾者协助下训练多脚拐杖的使用。训练过程可按照"拐杖向前移一步→一侧身体前倾将体重移动至多脚拐→迈出患腿→另一侧健腿再向前迈一步"依次顺序练习。

1）方法一

• 患者健侧持拐杖，照顾者站于患者患侧。

• 照顾者从后方把手伸入患者腋窝下，拇指放在腋窝后，用手指托患者腋下，手背顶住胸廓，起到固定作用。

2）方法二

• 患者健侧持拐杖，照顾者站于患者患侧。

• 照顾者一手扶住患者肩部，另一手提拉患者腰带，防止患者身体倒向前侧或两侧，保持患者身体平衡，缓慢向前移步。

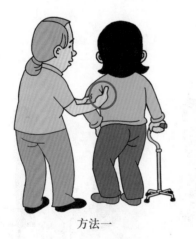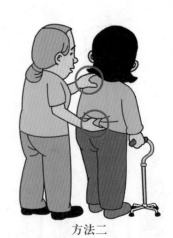

方法一　　　　　　　　　　　方法二

小贴士

- 无论向哪一个方向移动,都要先移动拐杖,调整好重心后再移动脚步。
- 拐杖与步调要协调,在没有完全适应使用拐杖之前,要有照顾者陪伴,防止跌倒受伤。
- 道路不平整以及上下楼梯时,不宜使用拐杖。
- 家庭内地面障碍要尽可能清除,便于患者行走,防止发生跌倒。

(5)借助腋拐行走:在患侧上肢肌力接近正常,患侧肌力不足时,需要腋拐帮助患者练习行走。腋拐行走包括六种方法:拖地步、摆至步、摆过步、两点步行法、三点步行法、四点步行法。

1)拖地步:首先将一侧腋拐向前伸出(A)→再伸出另一侧腋拐→身体前倾(B)→双脚同时向前拖至拐角附近(C)。

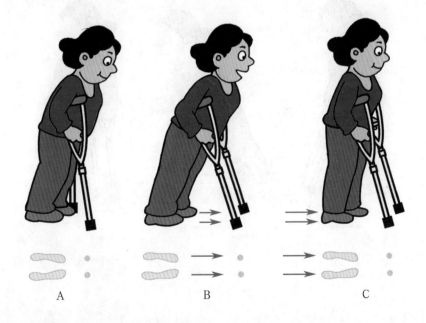

A　　　　　　　　B　　　　　　　　C

2)摆至步:双拐同时向前方伸出(A)→身体重心前移→上肢支撑腋拐使双脚离开地面(B)→摆动双下肢→双脚在拐脚附近着地(C)。

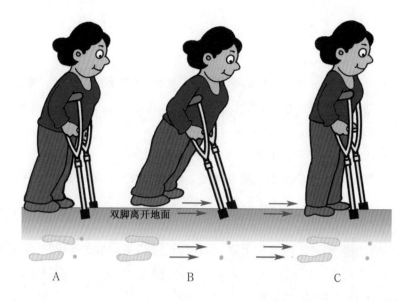

双脚离开地面 →

A　　　　　　　B　　　　　　　C

3）摆过步：双拐同时向前方伸出同时身体重心前移（A）→上肢支撑腋拐使双脚离开地面（B）→双下肢向前摆动，双脚落在拐脚着地连线的前方位置（C）。

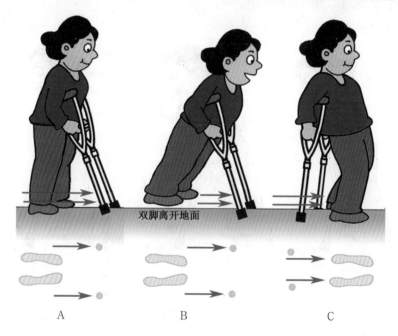

双脚离开地面

A　　　　　　　B　　　　　　　C

4）两点步行法：同时迈一侧腋拐/对侧腿（A）→再迈另一侧腋拐/对侧腿（B）。就是一侧腋拐和对侧腿同时步行啦。

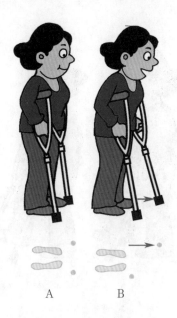

A　　　B

5）三点步行法：双拐同时伸出，双拐先落地(A)→迈出患侧腿(B)→最后迈出健侧腿(C)。

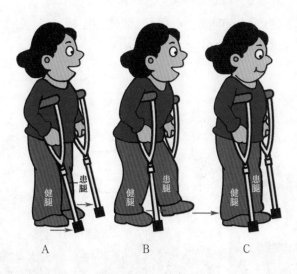

A　　　　　B　　　　　C

6）四点步行法：先伸出一侧腋拐（A）→迈对侧腿（B）→再伸出另一侧腋拐(C)→再迈对侧腿(D)。也就是腋拐和对侧腿交替迈步啦。

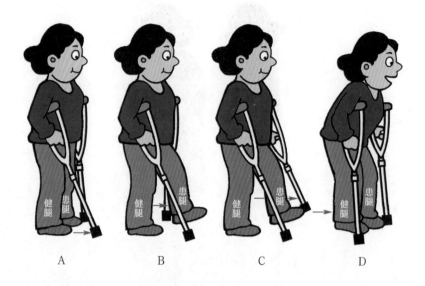

A   B   C   D

（6）借助双侧腋拐上、下楼梯

1）上台阶：双手各持腋拐，同时支撑(A)；移双拐至上一台阶(B)；健侧腿向前跨上一级楼梯，体重支撑在健侧腿上(C)；移动双拐和患腿上一级楼梯。

大家记住顺序喔：
腋 拐 → 健 腿 →
患腿

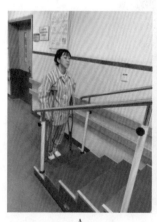

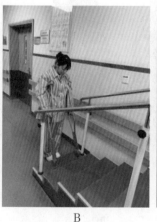

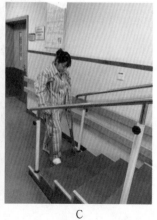

A   B   C

2）下台阶：双手各持腋拐，同时支撑(A)；移双拐至下一台阶(B)；患侧腿向前跨下一级楼梯，体重支撑在健侧腿上，移动健腿下一级楼梯(C)。

大家记住顺序喔：腋拐 → 患腿 → 健腿

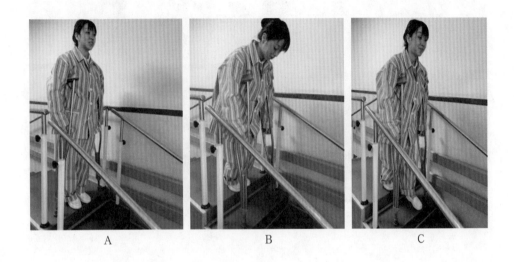

A　　　　　　　　B　　　　　　　　C

（7）借助单个腋拐上、下楼梯

1）上楼梯：一手握腋拐，另一手扶楼梯扶手(A)，健肢(B)→患肢(C)→腋拐，逐级上楼。

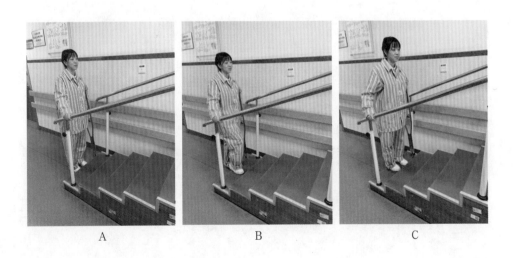

A　　　　　　　　B　　　　　　　　C

2）下楼梯：一手握腋拐，另一手扶楼梯扶手(A)，腋拐→患肢(B)→健肢(C)，逐级下楼。

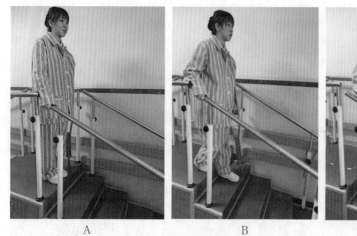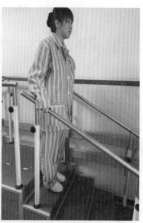

A   B   C

小窍门

● 选择的腋拐高度应适中、腋垫舒适，使用腋拐时上臂夹紧，可以控制好身体重心，保持身体直立。

● 负重是通过手把。

● 腋托抵在侧面胸部肋骨上，不是腋窝，避免损伤腋窝内臂丛，练习过程中注意观察患者有无肩膀或手指发麻。

● 腋拐最好成对使用。

（8）借助单腋拐起身站立

1）起身站立前，先确定椅子或床是否稳定。健侧腿支撑地面，身体向前移动到椅子或床的边缘(A)。

2）用患腿这侧手握腋拐手柄，健侧手扶住椅子扶手或床沿(B)。

3）双手一起支撑用力，健侧腿发力站起，保持站稳(C)。

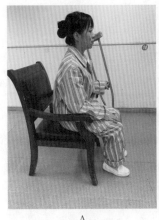 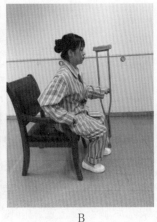 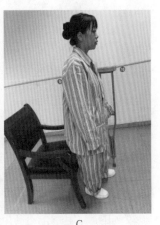

| A | B | C |

小窍门

在开始行走前，一定要确保已经站稳，然后再将腋拐放置身体两侧。

（9）借助单腋拐坐下

1）身体向后慢慢退，直到健侧腿碰到椅子或床沿，身体重心放在健侧腿上。

2）用患侧腿一侧的手握住腋拐手柄，健侧手放在椅子或床沿上。

3）慢慢坐下来，将腋拐放在椅子旁边。

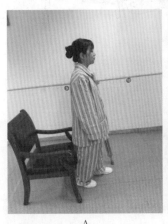 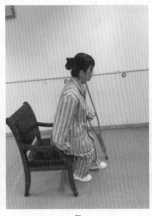 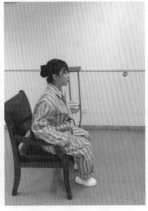

| A | B | C |

小窍门

坐下的过程中,保持健侧腿不离开地面。

（10）框架助行器:支撑点多、支撑面积大,能够提供较好的支撑力和稳定性。适用于下肢有少许支撑能力和迈步能力,但是肌力很弱、平衡和协调能力较差的患者。使用方法如下:①双手握住助行架,双脚站于助行架两后脚连线稍前侧,站稳。②提起助行架,放置身前一臂远的地方。③向前迈出患侧或力量较弱的腿,足跟落在助行架两后腿连线位置稍前侧。④迈出健侧腿,站稳,恢复起始姿势。重复②、③、④。

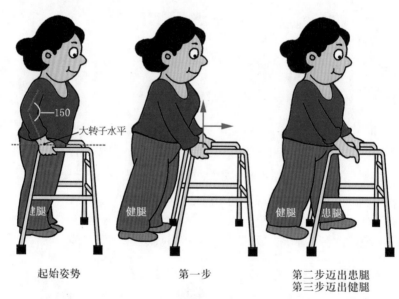

起始姿势　　　　　　第一步　　　　　　第二步迈出患腿
　　　　　　　　　　　　　　　　　　　第三步迈出健腿

温馨提醒

助行器使用注意事项

（1）第一次下床使用,须有照顾者在旁协助。

（2）迈腿时不要太靠近助行架,否则有向后跌倒的风险。

（3）步行时不要将助行器离身体太远,否则会影响平衡。

（4）行走前先站稳,步伐不宜太大、太快,眼睛向前看不要向下看。

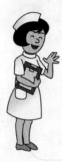

分析　王阿姨积极配合医护人员行走训练指导,基本能够独立借助助行器行走。日常生活中,上厕所、短距离行走都可以独立进行,完全不需要依赖家属,使她对生活充满了信心。

(王莹　孙婷婷)

脑卒中患者日常生活能力康复

脑卒中患者发病后可能有不同程度的肢体功能障碍,患者料理日常生活的能力不如以前。

但请不要太担心,接下来我们会教您一些如何料理日常生活的小技巧。这部分的内容包括:怎样穿、脱衣服、袜子和鞋子? 如何刷牙? 怎么吃饭更容易? 如何安全、舒适地洗澡? 如何让大小便更自如?

 张老伯,68 岁,因半年前突发脑卒中,经积极救治后留有右侧肢体活动障碍后遗症。目前神志清,言语可,可控制大小便,但进食时拿不稳勺子,洗澡时单手无法搓洗后背,个人修饰无法完成,如厕时无扶手担心摔跤,穿衣、单手扣扣子困难。张老伯发病前爱看书、打打牌。张老伯很想知道有哪些方法可以帮助自己做到生活自理。

张老伯这样的情况我们有办法帮助他尽可能独立地完成以上的日常生活活动吗?

怎样穿、脱衣服、鞋子和袜子?

1. 掌握穿衣服的原则 · 先患侧,再健侧。
2. 正确穿衣服步骤
（1）穿上衣:参考下图。

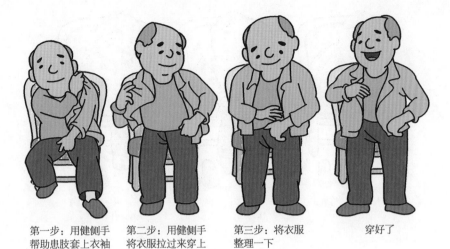

第一步：用健侧手帮助患肢套上衣袖　　第二步：用健侧手将衣服拉过来穿上　　第三步：将衣服整理一下　　穿好了

（2）穿裤子：参考下图。

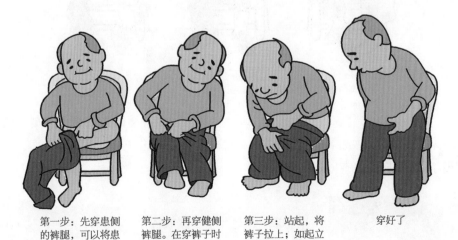

第一步：先穿患侧的裤腿，可以将患肢放在健侧的膝盖上，方便穿上　　第二步：再穿健侧裤腿。在穿裤子时可以尝试用双手帮忙，可以帮助患侧肢体进行锻炼　　第三步：站起，将裤子拉上；如起立有困难，可请家人在一旁协助　　穿好了

（3）穿袜子和鞋子：参考下图。

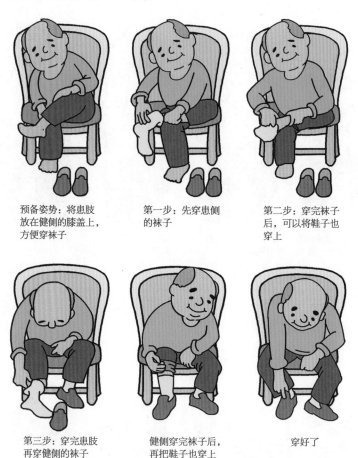

预备姿势：将患肢放在健侧的膝盖上，方便穿袜子

第一步：先穿患侧的袜子

第二步：穿完袜子后，可以将鞋子也穿上

第三步：穿完患肢再穿健侧的袜子

健侧穿完袜子后，再把鞋子也穿上

穿好了

3. 可以帮助穿衣服、鞋袜的小用具 · 有一些用具可以帮助患者完成一些难以完成的日常生活活动，包括穿衣、进食、洗澡等。这些用具也叫自助具。常见的穿衣类自助具有以下几种。

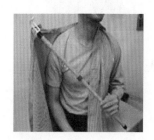

穿衣——选用穿、脱衣棒

用棒端呈"L"形的钩，拉上衣服或脱下衣服，就可以轻松穿脱衣服啦。

穿衣——选用系扣器

系扣器穿过纽扣口,勾住纽扣将纽扣拉到纽扣口上,多加练习便可以掌握。

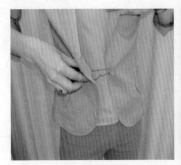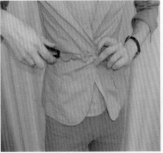

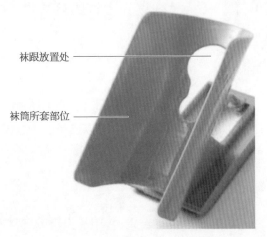

袜跟放置处 ——————

袜筒所套部位 ——————

穿袜自助具

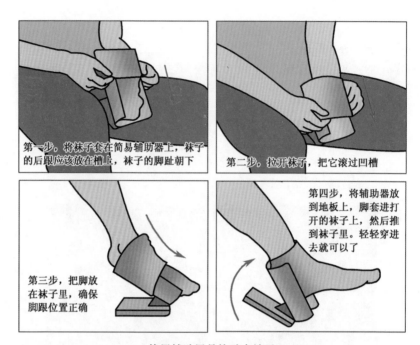

第一步，将袜子套在简易辅助器上，袜子的后跟应该放在槽上，袜子的脚趾朝下

第二步，拉开袜子，把它滚过凹槽

第三步，把脚放在袜子里，确保脚跟位置正确

第四步，将辅助器放到地板上，脚套进打开的袜子上，然后推到袜子里。轻轻穿进去就可以了

使用辅助用具协助穿袜子

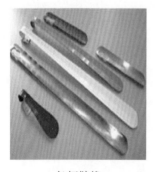

长柄鞋拔

4. 注意事项

（1）衣服尺码最好比原来大一号，尽量选择开衫，方便穿脱。

（2）选择宽松的且有松紧带的裤子，方便穿脱。

（3）如果手指不灵活，可以选择有拉链的衣服。

（4）选择宽口袜及不用系鞋带的鞋子，方便穿脱；如果有条件，可以准备一个鞋拔。

如何单手刷牙？

对于一侧手臂无力的脑卒中患者来说，用一只手刷牙并不难，最难的是用一只手固定牙刷的同时还要将牙膏挤上去。患者可以尝试通过以下方法挤牙膏。

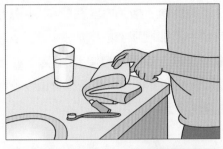

刷牙用物准备完毕后再折
叠一块毛巾放在一边

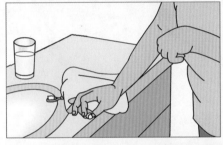

将牙膏和牙刷压在毛巾
下，用一只手拧开牙膏盖

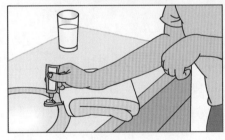

用手掌固定毛巾下的牙刷
柄的同时将牙膏挤上牙
刷，然后就可以轻松地用
一只手刷牙啦

温馨提示

如果您觉得这样比较麻烦，也可以漱口后直接将牙膏涂在牙齿上，
然后用牙刷刷开！

怎样让进餐更容易？

有研究者发现，50％以上的脑卒中患者都存在吞咽问题，但大部分患者在
卒中后1～6个月内基本可以恢复，仅少部分患者经过急性期后仍存在吞咽障

碍。那么脑卒中患者应该如何正确进食呢？

1. 根据吞咽能力挑选性状合适的食物·相关内容在"脑卒中患者的吞咽功能康复"中已有介绍。可以在食物中添加增稠剂以增加食物的黏稠度，方便有吞咽障碍的脑卒中患者进食，减少呛咳。如果没有增稠剂，建议在水中或食物中放些婴儿米粉或藕粉，也能增加食物的黏稠度。至于患者适合哪种黏稠度的食物，可以去医院请康复科医生评估决定。

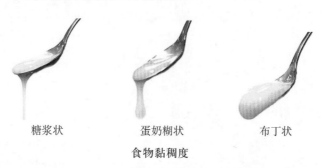

糖浆状　　　　　蛋奶糊状　　　　　布丁状

食物黏稠度

2. 进食时保持合理体位

（1）能自行进食者，尽量取坐位。

（2）需要协助进食者，可抬高床头 30°～45°，头偏向一侧。注意喂食或自行进食的速度不宜过快，应等前一口食物吞咽完毕后再吃下一口。

（3）进食后再坐 30 分钟，帮助食物在重力作用下顺利到达胃部。

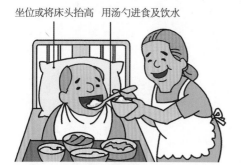

坐位或将床头抬高　用汤勺进食及饮水

3. 进食技巧·将食团放在口腔中健侧以方便咀嚼。

饮水时一定不要用吸管，因为一侧口腔肌肉的无力会影响患者对吸水力度的判断，用力过猛时容易将水误吸入肺内。可以用汤勺饮水或喂水。

4. 进食后漱口·进食后用漱口水漱口，并注意检查脑卒中患者面瘫侧的口腔，看是否有不能排除的食物残渣，避免口腔感染及溃疡。

5. 使用辅具帮助进食·脑卒中患者可能手臂力气会减退，可以用特殊餐具帮助进食，如手柄较粗或有固定带的勺子、防滑垫、有手柄的杯子等。

进食——选用有固定带的勺子

张老伯肌肉力量较低、控制力不足,进食时拿不稳勺子。选用带有固定带的勺子可防止勺子滑落,有助于控制勺子。

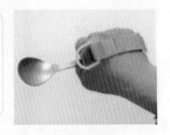

进食——带吸盘的碗

在碗下部装有负压吸盘,可防止碗被推动;碗上一端较高,易于挡住食物不外漏,便于取食物。

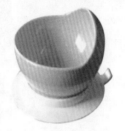

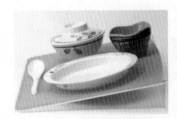　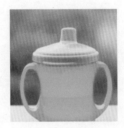　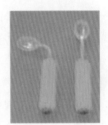

防滑垫　　　　　　两个手柄的杯子　　柄加粗加长的勺

怎样安全、舒适地洗澡?

只要一侧手臂有力,脑卒中患者都能独立或在家人的协助下洗澡。下面我们学习更多的脑卒中患者洗澡的技巧吧!

1. 浴室环境改造

(1)放置椅子:在淋浴房里放一把洗澡椅有利于患者在洗澡时保持平衡并容易站起。注意保证洗澡椅的稳定性。

(2)安装扶手:在浴室周围安装扶手,让患者可以借力。

(3)尽量避免使用浴缸:脑卒中后的患者尽量不要在浴缸里洗澡,以免进出浴缸和站立在浴缸的过程中发生跌倒。

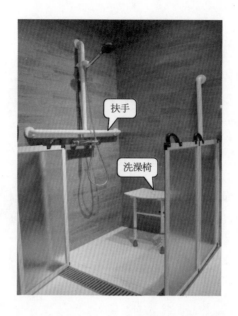

（4）使用防滑垫：浴室地面最好铺上防滑垫，预防跌倒。

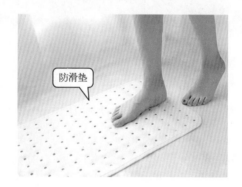

2. 利用喷水瓶涂沐浴露· 准备一个小喷水瓶，将沐浴露稀释后用健侧的手掌将沐浴露喷到身上，然后用沐浴手套将沐浴露涂开。

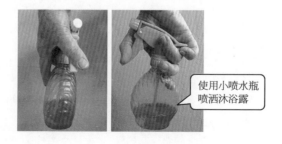

3. 健侧手臂的清洁·对于脑卒中的患者来说,洗澡最难清洁的部位是健侧手臂,可以通过以下的方法来清洁。

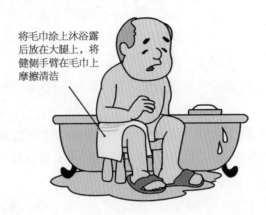

将毛巾涂上沐浴露后放在大腿上,将健侧手臂在毛巾上摩擦清洁

4. 清水冲洗　最后,用淋浴头将自己冲干净,穿上衣服就洗好啦!

5. 洗浴可用的自助具

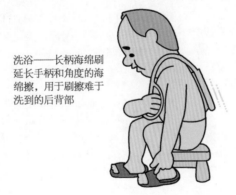

洗浴——长柄海绵刷延长手柄和角度的海绵擦,用于刷擦难于洗到的后背部

怎么让排便更自如?

脑卒中患者为什么容易发生便秘?

脑卒中后很多患者可能会出现便秘,这对患者的生活质量有很大的影响。

脑卒中后患者发生便秘的原因包括:活动量减少,使得肠蠕动减少,粪便容易积在结肠内;而饮水量减少和膳食纤维摄入的减少也会造成粪便干结而不易排出。医生会叮嘱患者不要用力排便,因为腹压的骤升容易引起脑血管意外的再次发生。所以排便对于脑卒中患者来说是个大问题。

1. 三餐规律 · 保持规律的三餐饮食是对排便的有效刺激。餐后半小时是肠道蠕动的活跃期,在早餐后尤其明显,可以在早餐后尝试去厕所,排便的成功率会增高。

2. 饮水充足 · 推荐每天饮水量要达到 1 500～2 500 毫升,也就是我们常说的 8 杯水。

3. 摄入足量的膳食纤维 · 膳食纤维可以使粪便体积增大且柔软,易于排出。膳食纤维有两种:①可溶性纤维,水果、蔬菜、坚果里含量高;②不可溶性膳食纤维,在米、麦等五谷杂粮里含量高。

建议每天吃 5 种以上的蔬菜、水果以及 2 种以上的小麦或谷物食物。每天膳食纤维摄入量要在 18 克以上。膳食纤维摄入量的计算可参考下表。

食物的膳食纤维参考表

食物名称	相当于 2 克的不可溶膳食纤维
面包	全麦面包:1 片 白面包:2 片
麦片 玉米片	麦片:1 汤勺(约 15 毫升容量的勺子) 玉米片:8 汤勺(约 15 毫升容量的勺子)
米饭	糙米:3 汤勺(约 15 毫升容量的勺子) 白米:5 汤勺(约 15 毫升容量的勺子)
蔬菜	花菜、卷心菜:1 大片 胡萝卜:中等大小的 1 根
新鲜水果	苹果、橘子、梨:中等大小 1 个 香蕉:1 小根 葡萄:110 克(约 2 两)
干果	葡萄干:1 汤勺 西梅:4 个

4. 掌握正确的排便姿势

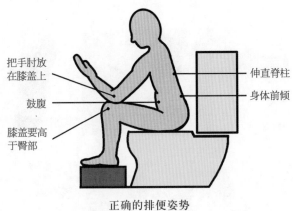

把手肘放
在膝盖上

鼓腹

膝盖要高
于臀部

伸直脊柱

身体前倾

正确的排便姿势

5. 厕所可用的自助具·排便不便的患者可以借助自助具帮助排便。

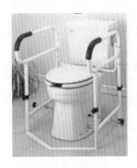 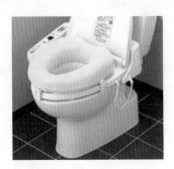 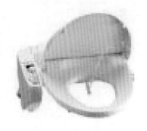

可调节式扶手　　　　　加高坐便器座　　　　　自动坐便器

如厕——可调节式扶手和自动坐便器

可调节式扶手让肢体达到平衡,同时可防止跌倒;自动坐便器解决
了清洁的问题。

有哪些帮助打扮的自助具?

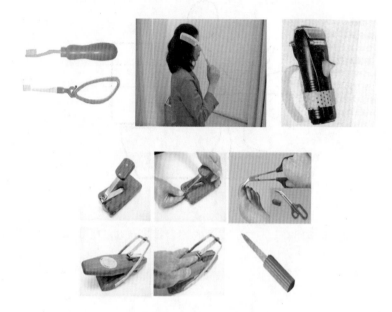

> **修饰——手柄加粗的牙刷、弯曲加长梳子、C 型把手电动剃须刀、固定在桌面上的指甲钳**
>
> 　　这些自助具可以供手指抓握力下降的患者使用。

有哪些帮助娱乐的自助具?

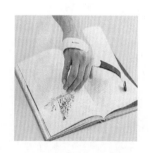

> **阅读——简易翻页器**
>
> 　　佩戴简易翻页器后,可用腕关节控制翻动书页。

娱乐——纸牌固定架

　　适用于手握力差，不能抓握扑克牌的患者。

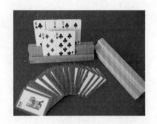

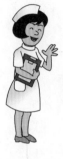

分析　案例中的张老伯经医护人员的正确指导，选择适合自己的各类生活自助具进行训练，现在可以自己独立吃饭、如厕、洗浴、打扮自己。同时也会参加社区读书会或者和社区老人一起娱乐，张老伯的生活质量得到了提高。

（许雅芳　沈艳梅）

脑卒中患者情绪的调节

由于突然遭受脑卒中的打击，以及担心疾病带来的长期困扰，脑卒中患者很容易出现情绪低落、心情烦躁等消极的心理感受，而这种心理感受会使患者对现在和未来的生活信心不足，更会加重病情，对康复极为不利。

其实我们有很多方法来进行自我疏导，以维持积极的情绪状态。下面将介绍脑卒中后如何恢复和维护良好的情绪。

案例　王老伯，60岁，平时手脚麻利。因为突发脑卒中，现在右手连杯子和筷子都拿不起来了。好端端的一个人变得不能自理，需要女儿来照顾。女儿白天要上班，下班要管小孩，现在还要额外腾出时间来照顾他。王老伯心里很是失落，满满的愧疚感，认为自己在拖累家人，于是埋怨自己，动不动就发脾气，对以往最爱看的球赛也提不起兴趣，甚至把自己关在房间里，不想见任何人。

案例中王老伯得脑卒中后情绪受到了很大的影响，甚至影响到他的日常生活，导致兴趣丧失、交际闭塞。若不能尽快从这种情绪中走出来，不仅不利于疾病康复，甚至会生出新的疾病来，给自己和家人带来更大的麻烦！那王老伯该怎样调节自己的情绪呢？家人又可以做什么呢？

情绪低落、精神不振怎么办？

如果您也有上述王老伯的苦恼，就要引起重视了。通过及时进行自我心理调整或求助医生，是可以摆脱这些低落情绪的。这里我们为王老伯提出了一些摆脱低落情绪的方法，不妨您也一起学习吧！

1. **宣泄**·可通过撕纸、砸枕头、向最信任的人倾诉或者大哭，把不开心和委屈都发泄出来。

2. **设法找回自信**·回想自己曾经面对坎坷经历是怎样一步步挺过来的，"发掘自身的潜能"。

3. **了解脑卒中知识，客观评价自己**·通过电视、报纸、书籍、医护人员等各种资源了解脑卒中知识，脑卒中可能没有想象的那么可怕。

4. **接受现状**·既来之，则安之。可以尝试以下想法帮助自己振作起来。

5. **学会自理和自立**·树立自理观念，给自己制订目标，并努力实现它。通过锻炼提升自己独立生活的能力。

6. **培养兴趣和爱好**·结合自身情况，做自己喜欢的事，或者培养新的兴趣，这样能帮您找回自信心。

情况不好，但是并不可怕

情况不好，但是原本情况可能会更糟糕

情况不好，但是生活还要继续

情况不好，但是并没有那么糟糕

情况不好，但是我还活着，还在努力

情况不好，但是我能从中学到一些东西

情况不好，但是我能想到好的方面

情况不好，这样的情况下我必须坚强

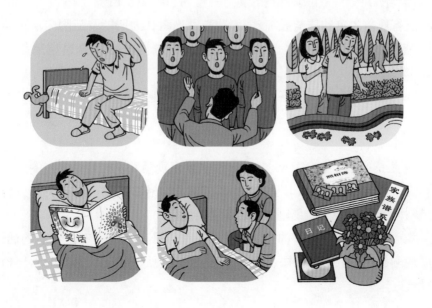

7. **加强身体锻炼**·运动是调节情绪的天然良药。通过散步、打太极、在床上做些康复动作，让全身活络起来。

8. **保持社交联系**·家人和朋友都在关心您，社区的老朋友盼望与您见面，他们的鼓励会让您心情好起来。不要拒绝他们的问候与关心，大胆"走出去"。

脑卒中患者情绪低落，家属该做什么？

1. **提供利于康复的环境**·家人应根据患者的情况进行家庭环境改造，为患者创造便利舒适的环境。环境改造详见"脑卒中患者回归家庭的注意事项"。

2. **给予足够的关心**·应该对患者有足够耐心，了解患者的需求，并给予心理支持。多交流，从他（她）感兴趣的话题聊起，鼓励患者表达感受，适当给他（她）抱怨的机会；理解他（她）承受的困难并认可他（她）的努力。

3. **为患者树立榜样**·照顾者的情绪态度很容易影响患者，在患者面前尽量减少抱怨、心烦、丧失信心等表现，用乐观、坚强、热爱生活的形象为患者带来积极影响。

4. **培养患者独立解决问题的能力**·帮助患者设定目标，脑卒中早期协助患者进行康复为主的功能锻炼，恢复期鼓励患者在力所能及范围内从事自理活动，甚至家务劳动等。及时给予肯定如"你做得很好""真是越来越有进步了"。

5. **不要嫌弃患者**·与患者说话时语气和蔼，避免刺激和伤害他的自尊，尤其是喂饭、处理大小便时绝不可以表现出烦躁、讨厌或随意训斥，更不能不理患者。

6. **维护患者的安全**·家属应对患者"察言观色"，及时发现患者的消极情绪，尤其是无望和无助感，以及自我伤害的举动，必要时求助医生。对于需要服药控制情绪的患者，应遵医嘱监督患者坚持用药。

7. **为患者安排有意义的生活**·根据患者情况，安排一些有益身心的活动，如听戏剧、看小品、做广播操、做家务劳动等。鼓励患者坚持锻炼身体，坚持下去就会好起来。

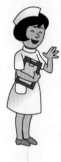

分析　王老伯情绪低落主要是由于手不灵活、担心拖累家人所致。而摆正心态、补充脑卒中知识、积极投身于康复锻炼中才能让手脚再次麻利起来,找回自信。王老伯尝试了上述方法,回想起自己曾经历过8小时的大手术、全身瘫在床上半年都咬牙挺过来了,这次也要鼓励自己勇敢行动起来,克服这种不健康的心理,努力康复不给女儿添麻烦。经过1个月的努力,王老伯感觉自己心情平稳了许多,右手已经可以握住杯子了!家人、朋友也为他的进步竖起了大拇指!

小贴士

用行动克服低落情绪　行动是情绪低落的克星,行动起来,您就获得了一半的胜利!如果尝试了几次还是不能从低落情绪中走出来,不妨求助医生来帮忙。

案例　李大爷自从患了脑卒中以后,经常感到心慌,出现莫名的紧张感,久坐不安、往复徘徊,经常担心自己会失去控制,感到仿佛某种灾难要降临。这些情绪整日缠着他,他觉得自己浑身都不对劲……

其实李大爷已经意识到自己有焦虑不安的情绪,觉得自己不对劲。但是怎样才能摆脱这种情绪呢?李大爷可以试试下面的这些办法。

心情烦躁、焦虑不安怎么办?

脑卒中患者心情烦躁、焦虑不安怎么调节?

1. **正确认识中风**·借助权威图书、报纸、电视、医务人员健康教育等途径了解脑卒中，对脑卒中有正确客观的认识，切勿夸大其危害性，吓唬自己。

2. **保证充足睡眠**·保持床的舒适和卧室的安静，顺应生物钟，尽量每天保持同一时间睡觉。

3. **转移注意力**·焦虑时看看娱乐节目、看看书、听听音乐、与家人一起聊天说笑，或者做些其他事情来转移注意力。

4. **向亲朋好友诉苦**·发发牢骚，让他们来为您排忧解难。

5. **定期复查**·如果担心疾病复发，最好定期到医院做相关检查，让医生告诉您您现在的情况到底怎么样。

6. **尝试改变性格**·一些性格如"争强好胜型""急性子型""追求完美型""钻牛角尖型""过度怀疑自己型"容易让自己紧张焦虑，尝试改变自己，接受自己的不足，为自己宽心。

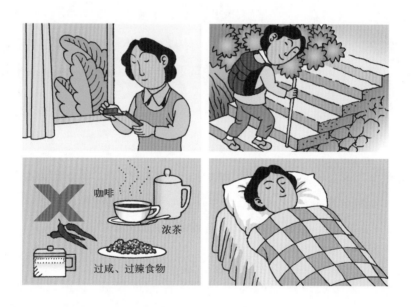

患者焦虑不安，家属该做些什么？

1. **创造舒适环境**·给患者一个温馨舒适的家，不要打闹、抱怨，制造紧张、不和谐的家庭氛围。

2. **关心要适度**·过度关心可能会令他更加紧张不安。

3. **为患者树立积极治疗的榜样**·树立自信、乐观的形象，家属也要对治疗有信心、支持配合治疗。

4. 注意"察言观色"·发现患者过度紧张焦虑时，握住他的双手或者给他一个拥抱，与他聊一些轻松感兴趣的话题，帮助患者分散注意力。

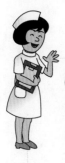

分析　很多患者在脑卒中后的一段时间内都会出现紧张、焦虑不安的情况，但大多数人都能在自己和家人的共同努力下克服这种情绪。李大爷尝试了上述方法，情绪逐渐放松下来，睡眠也变得安稳了。

案例　李大爷经过上述一番努力，终于将自己心慌、紧张的情绪平稳了下来。脑卒中给身体带来的影响不小，可生活还要继续呀，看来是时候重新规划一下日常生活了……

由于疾病带来的身体限制，以往一些日常习惯，包括消遣和娱乐，现在貌似行不通了，那么，我们就活出一种新的姿态吧！

如何合理安排娱乐活动？

1. **养成良好作息习惯**·按时起床、吃饭。保证充足精力，才有力气消遣和娱乐！

2. **从小事做起**·先从简单小事做起，让自己能做事、有事做。循序渐进，根据自己的情况每周给自己一个新的尝试。

3. **想想"自己喜欢做的事"**·如果身体原因限制了从前的爱好，寻找新的乐趣也是不错的选择！

4. **列个日常活动安排表**·可在家人的协助下列出每天的活动安排，只有多活动、多接触社会才有利于康复。

5. **注意"不要太疲劳"**·不论做什么娱乐消遣都要量力而为,不要太劳累。老年人应先咨询医生可进行哪些活动。

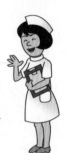

分析 案例中李大爷分析了自己的身体状况,拿本子列出了自己还能做的兴趣爱好以及想要尝试的新兴趣,计划了下一周每天要做的事。他发现这样的生活也很充实!

案例 33岁的小周由于工作压力大,经常熬夜,并喜欢深夜工作之后喝两瓶酒、吃点花生米、看看直播赛,长此以往,他年纪轻轻就得了脑卒中。得病后小周积极改正生活习惯,积极锻炼,近来身体已渐趋康复。可他一想到自己要去上班就心生胆怯,担心自己不能胜任现在的工作。

脑卒中病程长,很多在职患者工作停滞,甚至好几年不能去参加工作。像小周现在这种情况,到底能不能去上班呢?学完下面的内容您应该可以帮小周找到答案。

重返工作,您准备好了吗?

1. **自己掂量**·思考下自己现在的状态能不能胜任目前的工作,包括身体上、心理上有没有做好准备。

2. **根据检查结果判断**·定期复查,了解自己的康复现状,根据医生指导决定是否需要继续休病假。

3. **最重要的是"让医生告诉您"**·将自己的工作内容详细告知医生,询问医生目前工作是否对病情有影响，是否存在复发的危险因素，能否继续从事该工作。

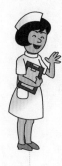

　　分析　脑卒中后定期复查很重要，根据医生的诊断及建议确定上班的时机。千万不能擅作主张，感觉自己"没问题了"就去值夜班，以免引起病情反复。心态要积极，体力也要与现在的工作相匹配才行！

（刘智慧）

预防脑卒中复发

　　您知道吗,脑卒中的复发率高达 11.2‰,复发将加重患者的病情、降低患者的生活质量,所以脑卒中患者要做好预防复发的准备。

　　本部分将帮助您学习和了解脑卒中复发风险的评估、脑卒中复发的预防策略和需要定期体检的项目。

 　　经过治疗、康复,王老伯成功回到家中。回家一段时间后,王老伯觉得自己的身体状态不错就私自停药了。王老伯生病后饮食一直比较清淡,馋肉很久了。今天在朋友聚会中,王老伯忍不住吃了好几块红烧肉,还和朋友一起吸烟、喝酒。

　　脑卒中患者应该注意防止脑卒中复发。案例中王老伯的做法是很不恰当的,会增加脑卒中复发的风险。

如何评估脑卒中的复发风险?

脑卒中患者可以自己评估复发风险吗?

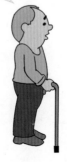
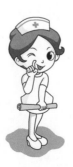

当然,有一个简便、易用的9分评估量表非常适合您!

脑卒中复发风险评估表(ESSEN 评分表,见下表)是一个 9 个条目的自我评分量表,患者可以根据自己的情况自行评分。

脑卒中复发风险评估表(ESSEN 评分表)

危险因素或疾病	分数
年龄	
<65 岁	0
65~75 岁	1
>75 岁	2
高血压	1
糖尿病	1
既往心肌梗死	1
其他心血管病(除心肌梗死和心房颤动)	1
周围血管病	1
吸烟	1
除本次事件外的短暂性脑缺血发作或缺血性脑卒中	1

总分:0~2 分表示低危的复发风险;3~6 分表示高危的复发风险;7~9 分表示极高危的复发风险。高危或者极高危复发风险的患者应积极采取措施,预防脑卒中复发。

让我们一起给王老伯评分吧。王老伯今年 68 岁(1分)、高血压(1分)、吸烟(1分),总分是 3 分,脑卒中复发风险属于高危水平。

如何预防脑卒中复发?

预防脑卒中复发可以从以下 3 个方面入手:改变不良的生活习惯;控制基础疾病;保持良好的心态。

1. **改变不良的生活方式** · 调查发现,脑卒中患者大多存在不同程度的不良生活习惯,改变不良生活习惯是预防脑卒中发生和复发最经济有效的方法。对于王老伯而言,最紧要的是戒烟、戒酒。

(1)戒烟或者减少吸烟量:吸烟是脑卒中的一个重要的独立危险因素。提到吸烟的危害,人们首先想到的是肺癌,其实吸烟会危害全身健康,如增加血脂水平、加速动脉粥样硬化。有吸烟史的脑卒中患者应努力戒烟，远离吸烟场所，避免被动吸烟。

（2）减少酒的摄入：长期饮酒是脑卒中重要的危险因素。脑卒中的发生风险与饮酒量及饮酒持续时间相关。酗酒者脑卒中的发病率是一般人群的 4～5 倍，特别是会增加出血性脑卒中的危险。饮酒也是引起脑卒中复发的重要危险因素，脑卒中患者应减少酒水的摄入。

小百科

女性脑卒中患者每天摄入不超过 35～50 毫升纯酒精，男性不超过 50～70 毫升纯酒精，每周至少 2 天不饮酒。同时不提倡脑卒中患者通过少量饮酒来活血。

（3）避免长时间静坐：脑卒中患者应该避免长时间静坐，如看电视、打麻将、玩纸牌（如斗地主）等。长时间静坐时，下肢缺少活动，不利于血液循环，容易出现局部血流瘀滞。加上脑卒中患者本来就有血管疾病，血液流动相对缓慢，更容易在局部形成血栓。

案例中王老伯就不爱运动。随着年龄的增长，人本身就会偏向静态性的生活；此外脑卒中患者存在肢体功能障碍，其活动水平将会更加下降。脑卒中患者应该每坐一段时间就活动活动腿脚，并尽量少睡多动。另外，睡觉前喝杯水有助于稀释血液，防止血栓形成。

（4）增加体育锻炼：缺乏体育锻炼是心脑血管疾病的另一个重要原因，坚持日常锻炼既是预防脑卒中复发的重要方法，也是控制血压的好方法。同时长期坚持体育锻炼，还可以增强免疫力、延缓衰老、改善悲观情绪、增强治疗信心。

• 身体功能正常的脑卒中患者：可以在医生的指导下选择合适的体育活动，如慢走、打太极拳等，并合理安排锻炼的强度、持续时间、频率等。

• 偏瘫的脑卒中患者：体育锻炼应该配合康复训练，注意循序渐进。卧床时可以让家属辅助进行被动活动，主要是活动关节。被动活动可以保持肌肉弹性，预防关节挛缩。当可以下床活动后，患者应该根据自身情况选择锻炼方式，如爬楼梯、手指爬墙(如下图)或在家人的陪伴下慢走、散步，尽量减少卧床时间。

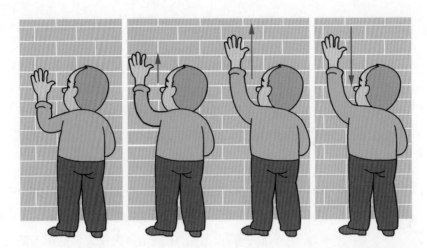

第一步：身体面向墙体站立，患侧手心贴近墙面，高度大致与眉平齐　第二步：手指贴近墙面向上运动直至不能向上为止　第三步：手指贴近墙面向下运动直至不能向下为止。此后重复动作

（5）改变不规律的作息：经常熬夜、作息不规律是脑卒中的一大杀手。很多年轻的脑卒中患者都谈到自己经常熬夜、作息不规律，这些都是造成脑卒中的重要诱因。因此，脑卒中患者要早睡早起、规律作息。良好睡眠有助于增加肝、脑的血流量，调节大脑皮质和肌肉的功能，增强机体的免疫力。

（6）坚持合理规律的饮食：恢复早期，脑卒中患者应以半流食或软食为主，如粥类、烂面条、馄饨、豆腐脑、酸牛奶、软米饭、面包等。病情好转后逐渐过渡到正常饮食，但要注意以下原则：

● 坚持低脂饮食：低脂饮食是指饮食中减少三酰甘油、胆固醇摄入，增加果蔬、五谷杂粮以及鸡、鸭、鱼肉等优质蛋白质食物的摄入。注意：动物内脏、蛋黄、蟹黄等的胆固醇含量较高，应酌情减少摄入。

● 烹饪方法：尽量选择清蒸、水煮，减少煎炒、油炸。同样的食材，不同做法决定了适不适合脑卒中患者吃，如脑卒中患者可以吃水煮蛋，但要少吃油煎荷包蛋。

本节案例中王老伯喜欢吃红烧肉，但是为了防止脑卒中的复发，老伯应该尽量控制红烧肉等油腻性食物的摄入。

小百科

可降低胆固醇的食物：番茄，蘑菇，洋葱，胡萝卜，海带，绿豆，大蒜，山楂。

可降低血脂的食物：蘑菇，杏仁，苹果，荸荠烧香菇，玉米须豆腐汤，芦笋冬瓜汤，木耳粥，深海鱼油，乌龙茶。

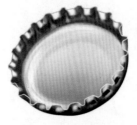

一个啤酒瓶盖的含盐量约 5 克

● 坚持低盐饮食：吃得咸容易导致血压高，因此脑卒中患者应尽量减少食盐的摄入。《中国居民膳食指南》中规定每人每天食盐摄入应该低于 5 克（约一个啤酒瓶盖的容量）。该案例中，王老伯也是一个"重口味"的患者，平时饮食偏咸，这不利于脑卒中复发的预防，应该以清淡、少盐的饮食为主。

此外，一些日常的调味品和食品也含有食盐，如酱油、鸡精、苏打饼干，食用时应该注意。如果觉得少放盐食物没有味道，可以放一些醋、姜、葱等让食物提味。

● 适当补充维生素：维生素俗称维他命，即维持生命的物质。维生素对生命至关重要，患者可通过食用新鲜的水果和蔬菜来补充。

● 避免暴饮暴食：暴饮暴食会导致胃不舒服，还会引起肥胖，吃得过饱也会使大脑反应迟钝，引起疲劳感。故脑卒中患者应该避免暴饮暴食，三餐定时定量、主副搭配，细嚼慢咽。

● 适量饮用绿茶：茶叶可生津止渴、提神醒脑、除口臭。茶叶中的维生素 C 可以增加血管弹性；茶叶中的茶色素可以防止动脉硬化，促进血液循环；茶碱有助于溶解脂肪，降低血脂。故饮茶对于脑卒中的预防和治疗均具有一定的功效。但饮茶不宜太浓。

● 运动功能障碍、瘫痪患者的饮食：运动功能障碍和瘫痪患者除遵循上述的饮食原则，还应该明确，由于运动功能障碍，患者活动水平显著下降，胃肠功能下降，容易发生便秘。故运动功能障碍的患者应注意：

√ 在保证总热量的基础上尽量摄入营养丰富易消化的食物。

√ 少食多餐：每餐七八分饱为宜，每日可吃 4～5 餐。

√ 多饮水：多饮水可预防便秘和泌尿系统感染。

√ 增加膳食纤维性食物的摄入，如多吃芹菜、竹笋、薯类、茄子等。

● 吞咽功能障碍患者的饮食：吞咽功能障碍患者的饮食详见"脑卒中患者的吞咽功能康复"中"吞咽障碍如何进行营养管理"的相关内容。

小百科

预防动脉硬化的食物有：茶叶，芝麻，含钙食物（如豆类、奶类、骨头汤），富含纤维素的食物（如油菜、芹菜、紫菜、韭菜等深绿色的蔬菜，小麦、红薯），深海鱼类（如沙丁鱼、金枪鱼）。

（7）减肥：肥胖也是脑卒中的独立危险因素。相比体重正常的人，肥胖的人群需要往心脏输送更多的血液，血压也相对增高，加大了心脏负荷，促使动脉粥样硬化。肥胖的人群血脂水平也显著高于非肥胖者。另外，中心型肥胖（也就是我们常说的腹型肥胖）的人比均匀型肥胖的人更容易发生脑卒中。

> 腰臀比是指腰围和臀围的比值，当男性腰臀比 >0.9，女性腰臀比 >0.8，可诊断为中心型肥胖（腹型肥胖）。

研究显示，超重的高血压患者减掉 5% 的体重，约一半的患者血压能恢复正常。因此，减肥是控制血压的重要方法。

● 饮食-运动疗法：俗话说，"管好嘴，迈开腿"，减轻体重的关键在于营养均衡和有规律的锻炼。因此超重的脑卒中患者应该通过适当控制饮食和增加体育锻炼来减轻体重。

● 行为矫正疗法：超重的脑卒中患者也可采用行为矫正疗法来帮助管理体重。行为矫正疗法是指患者发现并记录自己不良生活方式，包括饮食、运动等，通过反思，有意识地控制、矫正这种不良的行为。

注意减肥不可求速成！简单粗暴地通过节食控制体重不利于身体健康，患者应该每周监测 1 次体重，每次称重应该在一天当中的同一时刻，每周减轻 0.25～0.5 千克较为合理。

脑卒中患者应尽量保持 BMI 在正常范围之内，即 18.5～24.9。此外，女性应保持腰围小于 88 厘米，男性腰围应小于 102 厘米。

2. 控制基础疾病·对于脑卒中患者，控制基础疾病意味着坚持规律服药，而遵医嘱坚持规律服药对于预防复发十分重要也十分必要。因此千万不要像案例中的王老伯那样，以为自己身体没事，就私自停止服药或者怕麻烦就不去医院继续开药。

（1）坚持服用抗血小板药（或抗凝药）：对于缺血性脑卒中，即脑梗死的患者，应该遵医嘱服用抗血小板或抗凝药物，如阿司匹林，千万不能私自停药。抗血小板或抗凝药物可以降低血液黏稠度，防止血栓形成。

在服用抗血小板或抗凝药物期间，需要严密观察出血情况，如发现皮肤淤血、牙龈出血、鼻出血、大便和小便颜色变深等要加以重视，及时就医。

（2）积极治疗高血压

● 坚持服用降压药物：高血压是脑卒中最重要的危险因素，血压的高低与脑卒中的发生呈正相关。合并高血压的脑卒中患者应该坚持服用降压药物，保证血压相对稳定，不能"三天打鱼两天晒网"。因为不规律的服药会造成血压波动，后果更加严重。

● 学会自我管理血压：脑卒中患者要对自己的健康负责，学会自己管理血压。

> **自我管理血压的口诀**
>
> 服：遵医嘱每天定时服药
> 测：每天定时测量血压值
> 记：认真记录所测的血压
> 比：与正常血压进行比较
> 异：异常血压及时看医生

一旦血压控制不良，则需及时就医。血压控制不良包括降压不足和降压过度两种情况。降压不足是指自身血压偏高，在服用降压药一段时间后还不能达到正常水平；降压过度是指服用降压药一段时间后，血压低于正常水平。两种情况均需要及时就医，向医生提供近一周的血压监测值，遵医嘱调整高血压用药，包括增减药量以及更换药的种类。

● 掌握自我测量血压的技巧：血压计有很多种，包括传统的水银血压计以及新式的电子血压计，而电子血压计又根据测量肢体的部位不同分为上臂式、手腕式、指式三种类型。患者完全可以根据自己的偏好自行选择。建议老年脑卒中患者选用电子血压计，简单易于操作。在购买血压计后，遵循说明书或者询问社区医护人员血压计的使用方法。下面以上臂式电子血压计为例说明使用要点。

√ 了解构造：电子血压计一般包括机身、充气导管、袖带三部分（右图）。

√ 第一步——准备：测压前10分钟停止剧烈活动。开始测压前用双手挤压袖带以排空余气，选择平躺或者端坐卧位都可以。

√ 第二步——测量：开始测压时，暴露测量上肢或穿轻薄的衣物（如秋衣、衬衫），将袖带固定在肘窝上方并距肘窝2厘米，同时保证充气导管的根部位于

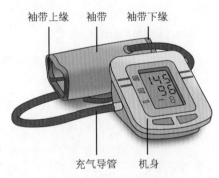

袖带上缘　　袖带　　袖带下缘

充气导管　　机身

上臂式血压计部位构造

肘窝上方（避免下图"错误示范"），调整机身的位置，使得机身、肘窝和心脏在同一水平面（下图"正确示范"），最后轻按"开始"键开始测量。

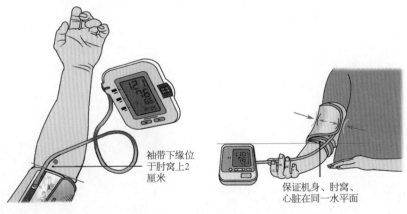

袖带下缘位于肘窝上2厘米

保证机身、肘窝、心脏在同一水平面

正确示范

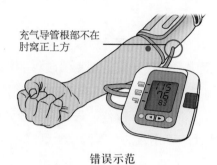

充气导管根部不在肘窝正上方

错误示范

　　√　第三步——记录：当听到充气声音停止，且机身上读数稳定后，读出血压数值并记录（下表）。

　　√　收起血压计以方便下次使用。

血压记录表

日期	8：00	16：00	日期	8：00	16：00
1 日			16 日		
2 日			17 日		
3 日			18 日		
4 日			19 日		
5 日			20 日		
6 日			21 日		
7 日			22 日		
8 日			23 日		
9 日			24 日		
10 日			25 日		
11 日			26 日		
12 日			27 日		
13 日			28 日		
14 日			29 日		
15 日			30 日		

小百科

正常的血压:收缩压(高压)90～140 mmHg,舒张压(低压)60～90 mmHg。

理想血压值:收缩压(高压)100～120 mmHg,舒张压(低压)60～80 mmHg。

一级高血压:收缩压(高压)140～160 mmHg 或舒张压(低压)90～100 mmHg。

二级高血压:收缩压(高压)160～180 mmHg 或舒张压(低压)100～110 mmHg。

三级高血压:收缩压(高压)大于 180 mmHg 或舒张压(低压)大于 110 mmHg。

（3）控制血脂:高血脂是指血清中胆固醇和三酰甘油的含量过高,高血脂会增加血液黏稠度,导致血管斑块形成,加速脑动脉硬化。此外,一些外周血管的斑块如颈动脉斑块,容易脱落,脱落的斑块随着血流进入脑部,阻塞在脑的细小动脉,进而导致脑梗死。因此,所有伴高血脂的脑卒中患者都应控制好血脂水平。

● 识别"好"与"坏"胆固醇:血脂主要指三酰甘油和胆固醇,胆固醇有"好""坏"之分。

√ "好"胆固醇:高密度脂蛋白胆固醇(HDL‐C)。高密度脂蛋白胆固醇可以将过多的胆固醇从血管中运回肝脏,因此被称为"好"胆固醇。其含量越高,患冠心病、心肌梗死和脑卒中的风险越低。

√ "坏"胆固醇:低密度脂蛋白胆固醇(LDL‐C)。低密度脂蛋白胆固醇容易被氧化,沉积在动脉壁上,进而导致动脉硬化。流行病学证据显示:低密度脂蛋白胆固醇升高与心脑血管疾病死亡风险的增加有关。

● 坚持服用降脂药:血脂异常者应该通过低脂饮食、减肥、增加体育锻炼等方法控制血脂水平。脑卒中患者在此基础上,要坚持服用降脂药,降低血脂含量,稳定血管壁斑块,防止血栓再次形成。

此外,血脂异常伴高血压、糖尿病,为脑卒中高危、极高危状态,此类患者不论基础低密度脂蛋白胆固醇(LDL‐C)水平如何,均提倡使用降脂药,将其降至1.8 毫摩尔/升(mmol/L)以下或基础水平的 30%～40%。

（4）控制血糖:糖耐量异常的患者发生脑卒中的概率较普通人群高数倍。因为糖尿病会引起代谢紊乱,大量的脂肪酸被分解为游离脂肪酸和三酰甘油,导致高脂血症，加速动脉硬化。同时糖尿病患者的血液相对黏稠，更易形成血栓。因此，脑卒中患者更应该控制好血糖，严格遵循糖尿病管理的 5 个方面。

● 饮食：控制摄入的总热量，严格控制各种甜食，多食用纤维素含量较高的食物（如蔬菜类），保持大便通畅。

● 运动：因人而异，循序渐进，长期坚持，在进餐后 1.5 小时后开始为宜。尽量选择有氧运动，如散步、快走、慢跑、打太极拳等。

● 药物：必要时遵医嘱服用降糖药，掌握药物的作用、用法、不良反应和注意事项等。

● 监测：定期体检和自我监测血糖。

● 教育：合并糖尿病的脑卒中患者应该多接受糖尿病的健康教育，学会糖尿病的自我管理。

（5）积极治疗心脏疾病：心房颤动、心瓣膜病、非风湿性心房纤颤和冠心病常常会增加脑卒中的发病及复发风险。因为心脏疾病会导致心脏异常跳动、血液涡流形成，血液涡流又会产生血栓；血栓脱落顺着血液流动而发生堵塞，堵到哪里，哪里就会发生梗死，脑栓塞便是栓子堵在脑动脉。因此，对于伴有心脏疾病的脑卒中患者，更应该积极治疗心脏疾病，告诉医生自己的心脏病病史，根据医生的处方，按时服用药物，必要时手术治疗。

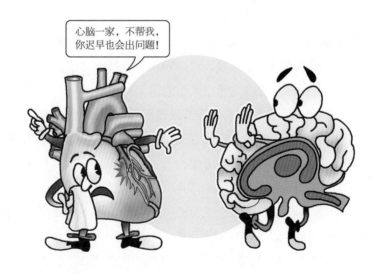

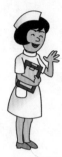

分析　每位脑卒中患者的基础疾病可能不同。案例中王老伯得的是高血压,而其他患者可能会有糖尿病、高脂血症、心脏病等,患者应根据具体情况遵医嘱服用不同药物。

3. 保持良好的心态

(1)避免情绪低落:心情低落、抑郁会增加脑卒中再发的风险,但脑卒中遗留的功能障碍常常又会增加患者的心理负担。因此,克服心理障碍对于脑卒中患者至关重要。笑对生活,即便身体功能发生了改变,也要试着快乐地拥抱生活。

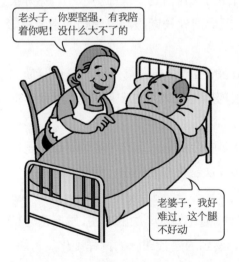

老头子,你要坚强,有我陪着你呢! 没什么大不了的

老婆子,我好难过,这个腿不好动

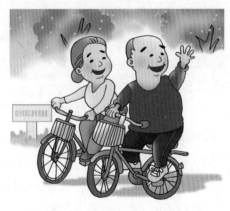

(2)避免愤怒:脑卒中患者常情绪过激,跟亲近的人发脾气,尤其是新发患者。患者不能立即适应身体功能和家庭角色的改变,发脾气在所难免。但脑卒中患者应该有意识地控制自己的情绪。因为经常愤怒、发脾气既不利于疾病的康复,也容易导致脑卒中复发。下面是一些有助于排解愤怒情绪的方法:

```
┌─────────────────────────────────────┐
│         排解愤怒情绪的方法              │
│                                       │
│   吸:愤怒之前深吸气;                   │
│   想:想想他也不容易;                   │
│   听:舒缓音乐转注意;                   │
│   唱:实在不行大声唱;                   │
│   走:外出活动散散心;                   │
│   笑:少怒多笑寿命高。                  │
└─────────────────────────────────────┘
```

脑卒中患者需定期做哪些检查?

案例中王老伯除了要学习和了解脑卒中预防复发的方法,还应该定期到医疗机构随访、体检,监测身体的变化。必要的体检项目如下。

1. **定期监测血脂·**建议脑卒中患者每 6 个月检测一次血脂水平。另外长期服用降脂药对肝、肾功能可能有影响,因此建议长期服用降脂药的患者每 3 个月到医院复查一下肝、肾功能。

2. **定期监测凝血功能·**服用抗凝药的脑卒中患者需要定期复查凝血功能,避免过度抗凝,增加出血的风险。服药期间如果发生皮肤淤紫、黑便等情况,应及时就医。

3. **定期复查糖化血红蛋白水平·**脑卒中合并糖尿病的患者除了在家里每日监测血糖外,还应每 3 个月到医院检测 1 次糖化血红蛋白。脑卒中合并糖尿病的患者血糖控制目标为:糖化血红蛋白含量<7%。

4. **定期做颈动脉超声检查·**动脉粥样硬化与脑卒中的发生、发展密切相关。在全身的动脉中,最容易通过超声观察到的是颈动脉的粥样硬化及斑块。建议脑卒中患者每 3~6 个月复查 1 次颈部血管超声,以便及时发现颈动脉壁的病变及血管狭窄的程度。

5. **房颤患者定期复查·**房颤同样与脑卒中的发生、发展密切相关。房颤患者要坚持服用华法林进行治疗。了解自己的心脏状况对于预防卒中复发也非常有必要。

6. **CT、MRI 检查** · 必要时做电子计算机体层摄影（CT）和（或）磁共振检查（MRI）。如医生怀疑患者的脑、颈部血管有新的病变，可能会建议患者做非侵入性血管成像（CT、MRA）。为确保检查的效果，通常会在患者感到不适后 24 小时内完成此类检查。

7. **脑血管数字减影血管造影（DSA）** · DSA 是目前诊断头、颈部血管病变的金标准，但属于有创性检查，需要注射造影剂，而且价格相对贵一些。DSA 的基本原理是在血管内注入造影剂，并将注入造影剂前后拍摄的两张 X 线图像经数字化处理输入计算机，通过减影、增强和再成像过程来获得清晰的纯血管影像，同时实时地显现血管影像。

8. **其他实验室检查** · 医生通常会根据病史、体征及既往存在的异常指标，安排患者进行其他项目的复查，如同型半胱氨酸的检查等。

（周　璇　姚志珍）

脑卒中的照顾知识、技能及资源

　　这一篇将介绍脑卒中患者回家后居家康复的注意事项，以及照顾者在家中如何帮助脑卒中患者预防和管理并发症，如何协助脑卒中患者使用助行器。此外，本篇还介绍了其他照护者必备照护知识技巧，并提供给脑卒中患者、照顾者一些必要的社会信息与资源。

　　通过下面的内容，照顾者在家中将会更自信、有序地开展照护工作。

脑卒中患者回归家庭的注意事项

脑卒中患者出院后，原有的家庭环境可能无法满足患者新的康复和生活需求。下面的内容会帮助您和您的家人改造家庭环境，选择合适的康复器材。

康复的周期可能很长，您做好准备了吗？

经过急性期住院治疗后，大多数脑卒中患者将回到社区、家庭，但仍需要持续进行康复训练，尤其是发病后 3～6 个月内是康复的最佳时期。社区、家庭环境的改造对于患者的康复至关重要。照护者是否准备好去改造居家环境了呢？患者是否准备好去适应新环境了呢？

> 案例　　王老伯，60 岁，急性脑卒中出院后 1 周。晚上尿急，因灯光昏暗没有发现地上的障碍物，绊倒后双手撑地，造成右手腕骨折。

案例中王老伯的受伤就是因为家庭环境不适合王老伯现在的身体状况。对于像王老伯这样的脑卒中患者而言，适当的家庭环境改造是非常必要的。

家庭环境如何改造？

当患者回到家后，通过对家庭环境进行一系列必要的改造，可以帮助患者更加安全地进行日常活动，提高患者的自护能力，减少致残率和复发率。

1. 可行走患者的家庭环境改造

（1）居住环境的改造

- 通道无障碍：通道中避免有障碍物（比如杂物、凹凸不平的地面等），尤其是卧室通往厕所的路上不要有任何障碍。

● 安装扶手：在门口和过道两侧安装扶手。扶手必须与地平线保持水平，这样患者可以直接借力支撑。扶手的高度离地面 50～60 厘米，实际高度可根据患者的身高进行调节。

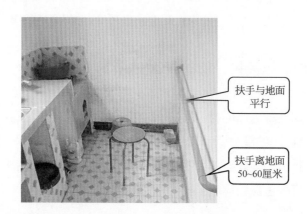

扶手与地面
平行

扶手离地面
50~60厘米

● 选择合适的床：为了避免和伴侣间的相互影响，可选取尺寸较大的双人床；如果患者单独卧床，通常选取 120 厘米×200 厘米的单人床。床的高度应保证患者坐在床边脚掌能着地。条件允许者，可考虑在床两侧加装扶手；或放置高度合适、稳固的床头柜，以便于协助患者起立并预防跌倒。

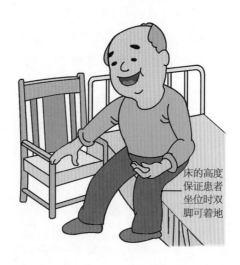

床的高度
保证患者
坐位时双
脚可着地

● 家具摆放在偏瘫侧：比如，患者左侧偏瘫，床头柜摆放在患者左侧。这样的摆放方式有助于患者偏瘫侧的自我康复训练。

（2）行走环境的改造

● 地面防滑：地板或地砖使用防滑材料，防跌倒。

● 楼梯阶梯高度适宜：每阶台阶的高度小于 15 厘米。

● 安装使用夜视灯：夜灯可采用壁灯、地灯等类型，以柔和光线为宜。

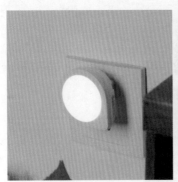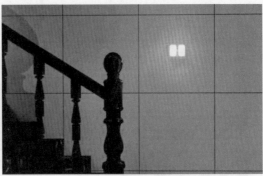

过道卧室安装夜灯，方便起夜照明

（3）餐具选择：碗盘底部应带吸盘或防滑垫，不易移动；选择把手较大的杯子，手指可伸进去紧紧握住；筷子、汤勺等要有粗大的柄，便于抓握；餐具选用塑料或不锈钢材质，避免摔碎。

（4）洗漱间改造

● 浴室、厕所门：宜安装拉门，方便患者进出。

● 地面防滑：浴室、厕所地面铺防滑垫或防滑砖。

● 厕所马桶：选择坐式马桶，马桶高 40~45 厘米。

● 安装扶手：浴缸、厕所、洗手盆旁需安装扶手。

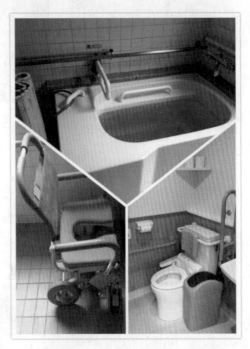

浴缸、厕所、洗手盆两边安装扶手

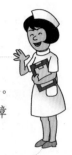

分析　案例中王老伯跌倒主要原因就是家庭环境改造不到位。居家环境应该做到无障碍。行走环境的改造要注意做到道路无障碍、地面防滑、灯光适宜。

2. 坐轮椅患者的家庭环境改造

（1）通道的宽度合适：门的宽度在 80～85 厘米；出入口需改造成斜坡，斜坡的角度为 5°，方便轮椅出入；门口需增加防滑材料。

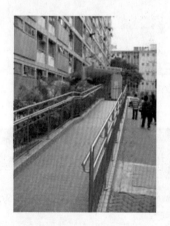
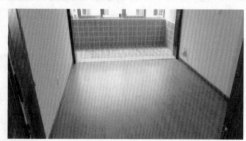

（2）厨房操作台高度适宜：厨房操作台的高度应适合轮椅患者进行操作，一般约为 68 厘米。

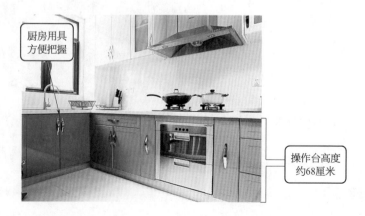

厨房用具方便把握

操作台高度约68厘米

（3）餐桌高度适宜：餐桌高度通常高于轮椅座面（大于 50 厘米），以方便患者拿取食物。

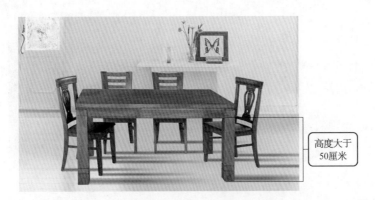

高度大于
50厘米

（4）洗手台高度合适：洗手盆最低处需镂空且距离地面大于 68 厘米，方便轮椅进入洗手池底部。盆上的镜面中心应离地 105～115 厘米，方便坐轮椅的患者使用。

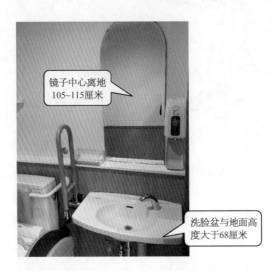

镜子中心离地
105～115厘米

洗脸盆与地面高
度大于68厘米

可在社区、家庭中安装的康复器材有哪些？

康复器材是脑卒中肢体功能康复的重要工具。这里将为您介绍在社区及家庭环境中可以使用的常见的康复器材。

1. **卧坐训练器材** · 卧坐训练器材指用来训练患者卧位、坐位等功能的器材,如平衡板、运动垫、滚筒等。

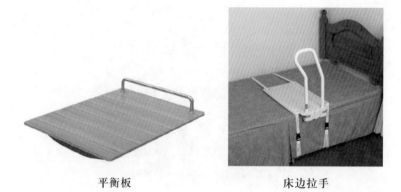

平衡板　　　　　　　　　　　　　床边拉手

2. **站立训练器材** · 站立训练器材指用来改善患者站立功能的器材,如站立架、平衡杠等。

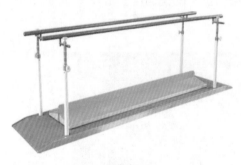

平衡杠

3. **步行训练器材** · 步行训练器材指用来训练患者步行功能的器材,如阶梯、平衡杠、拐杖等。

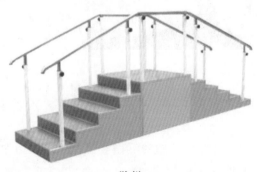

阶梯

4. 姿势矫正、防畸形训练器材·这类器材可以帮助患者肢体保持功能位，或给肢体施加矫正力。常用的有肋木、分指板、训练球等。

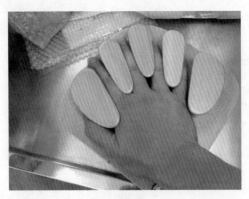

分指板

5. 肌力、耐力训练器材·利用肌力、耐力训练器材可以帮助患者进行肢体抗阻力的主动运动，从而训练肌力和耐力。常用的器材如社区健身器材：肋木、坐蹬训练器等。

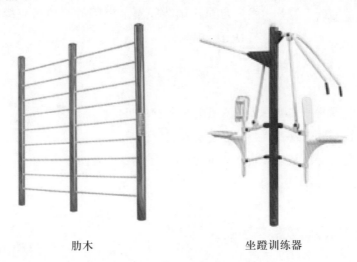

肋木   坐蹬训练器

6. 关节活动度训练器材·关节功能障碍的患者利用社区健身器材进行主动或被动运动，从而提高关节活动度。常用的器材有划船器、平衡杠、太极轮等。

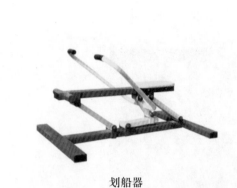

划船器

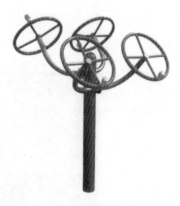

太极轮

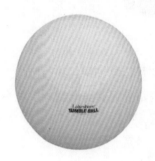

巴氏球

7. **平衡训练器材**·平衡训练器材指用来训练患者平衡、协调和控制能力的器材,如巴氏球、平衡板、楼梯等。

8. **综合训练器材**·利用这类器材可以帮助患者进行上下肢、躯干协同完成的锻炼动作,可以促进患者多方面的功能康复。常用的器材有支撑器、平衡杠、巴氏球等。

小贴士

√ 康复器材一定要在专业人员的指导后使用!

√ 社区公共运动器材作为康复器材也很管用!

√ 康复器材选择前必须充分了解其功能、用途和使用方法!

居家康复训练需要注意哪些问题?

由于康复资源的限制,我国大部分脑卒中患者需要回家进行居家康复。居家康复训练方法是否正确直接影响到患者的功能恢复及生存质量。居家康复应注意以下事项。

1. **尽早开始,姿势正确**·长期卧床可能会引起压力性损伤、肌肉萎缩、骨质疏松等并发症。患者身体情况稳定后，应尽快进行康复训练。

刚开始康复训练时，动作要领、姿势必须正确，才可达到事半功倍的效果！

2. **训练有度，避免疲劳**·患者要根据康复计划、自身的身体状况进行训练。训练量要在自己力所能及的状态下逐步递增。同时注意劳逸结合、营养补充、合理睡眠。

3. **作息规律，切勿中断**·不规律的训练使康复效果降低。患者应严格按照康复计划执行，保证训练时间，功能障碍才会改善！

4. **热身充分、训练全面**

（1）训练前：做好充分的准备活动，防止训练伤。

（2）训练时：不要只锻炼功能障碍的部位，也要重视手脚、各关节部位的训练，这样才能促进整体功能的改善。

5. **锻炼记录，分析比较**·锻炼记录很重要可参考下表。有比较、有分析，找出前一阶段康复训练中的优点和不足，以便于更好地制订下一步的康复计划。

脑卒中患者锻炼记录表

锻炼人：张三　　　　　记录人：李四

日期	锻炼内容	锻炼时间（分钟）	锻炼完成情况
2018.10.1	坐起及坐位平衡	30	独立完成
2018.10.1	上肢及手功能锻炼	30	少量辅助
2018.10.1	站立及站立平衡	30	大量辅助
2018.10.1	步行训练	0	不能完成
...			
2019.1.1	坐起及坐位平衡	30	独立完成
2019.1.1	上肢及手功能锻炼	30	独立完成
2019.1.1	站立及站立平衡	30	少量辅助
2019.1.1	步行训练	30	大量辅助

第　页

（孟宪梅　刘　睿）

脑卒中患者居家并发症的预防管理

　　脑卒中患者出院回家后仍可能会面临各种并发症,包括大小便障碍、深静脉血栓、压力性损伤、肢体挛缩、跌倒、疲乏、肩痛等。其实,患者和家属可以采取措施进行预防。如果发生并发症,患者和家属也应该学会正确应对。书中 25 页"脑卒中的病房早期治疗"对脑卒中并发症也有部分介绍,您可以参考对应内容学习相关知识。

　　案例　李老伯,65 岁,发生脑出血后因为错失了最佳的救治时间,神经功能受损较为严重,需卧床。病情稳定后李老伯将转回家中接受照顾,但因为李老伯大小便失去控制,还带有留置尿管,李老伯和家属都十分焦虑,不知道该怎么处理。

　像案例中李老伯这样的两便管理困难的脑卒中患者并不少见。常见的大小便异常包括尿失禁、尿潴留、便秘、大便失禁。当患者大小便失去控制,患者和家属该怎么办?

居家如何管理大小便?

如果患者有留置尿管,患者和家属要注意什么?

　　1. **放松心情** · 患者和家属都要保持心态平和,对于排尿障碍不要自卑、焦虑。家属的理解、支持对于患者尤为重要。

　　2. **保持管道通畅** · 对于带有导尿管的患者,要注意保持管道通畅,避免管道受压。

　　3. **多喝水** · 如果没有禁忌证,多喝水,每天尿量至少 2 500 毫升,以减少发生尿路感染、尿路结石的风险。

4. **勤观察**·发现患者出现发热、尿液混浊、腹痛、尿液有特殊异味等情况及时报告社区医务人员或及时就诊。

5. **规律排尿**·养成规律的排尿习惯，2～4小时排尿1次，预防膀胱萎缩。

6. **尽早拔管**·留置尿管会增加泌尿系统感染的可能，确定必要时才用，病情好转后社区医生或护士会尽早帮您拔管。拔管后尿失禁患者可以使用尿垫、纸尿裤、保鲜膜等帮助保持清洁卫生，同时注意保持尿管和尿道口的卫生，并注意通风去除异味。

盆底肌锻炼可以缓解尿失禁，尿失禁患者应尽早开始盆底肌锻炼。具体的锻炼方法如下：

1. **体会中断排尿的感受**·锻炼盆底肌肉的方法很简单，即提肛，也就是收缩、放松肛门和会阴部的肌肉。在小便时中断排尿，体会下身正在发力的肌肉群的位置，并牢记这种紧绷的感受，这就是收缩肛门和会阴部肌肉的感受。

2. **每日重复训练数次**·锻炼时，应迅速收缩、放松盆底肌肉，每次持续10秒，连续做10次为一次完整的训练。每天可以进行大约10次完整的训练。

如果患者出现了大便失禁，要注意以下几点：

1. **放松心态**·大便失禁是疾病引起的，要坦然面对。

2. **调整饮食**·如果出现腹泻，应该少吃富含纤维的食物，如笋、芹菜等。少吃油炸类、辛辣刺激性食物及产气食物（如韭菜、洋葱等），少喝含咖啡因或酒精的饮料。

3. **定时排便**·尽量在固定的时间排便，一般在早晨易于建立胃肠反射，也不影响一天的生活、工作。虽然不必每天排便，但至少3天1次。

4. **保持清洁**·保持会阴部的清洁，观察有无痔疮、会阴部炎症、皮肤破损；注意通风、排除异味。出现皮炎、皮肤发红或者破溃要及时报告医务人员。

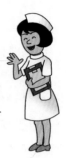

分析　李老伯大小便失禁主要是因为无法及时感知到排便的信号,李老伯可以在家人的协助下每 2～4 小时小便 1 次,尽量每天定时解大便。并注意放松心情、合理饮食、保持卫生。

案例　李老伯家小区中另一位脑卒中患者右肘关节出现了挛缩,手臂无法自然伸展,稍用外力使上臂伸展就会出现疼痛,吃饭只能靠左手。家属担心李老伯左侧肢体会出现同样的问题,因此想知道回家后如何预防痉挛?

关节痉挛在脑卒中后患者中很常见,会影响身体功能、引起疼痛、影响平衡力、增加跌倒风险。预防关节挛缩至关重要,那具体要怎么预防呢?

居家如何预防挛缩?

除了摆放合理肢体体位,家属可以配合患者通过增加一些活动来预防挛缩(体位摆放方法详见 25 页"脑卒中的病房早期治疗",肢体活动方法参考 45 页"脑卒中患者肢体康复锻炼")。

1. **被动关节运动**·如果患者肢体无法主动运动,家属可以帮助患者进行各个关节的被动活动。

2. **自主关节活动**·每天早晚各进行一次训练。各个关节(髋关节、膝关节、踝关节、肩关节、手关节、腕关节)达到最大的关节活动范围,每个关节活动的动作重复 3 次。

3. **牵拉训练**·在医务人员指导下配合进行关节牵拉训练。

李老伯回家后仍需卧床,刚开始家属主要帮助其进行上肢的关节活动,下肢没有进行足够的活动,2周后发现李老伯左侧下肢出现肿胀、疼痛。邻居说李老伯可能出现了深静脉血栓。家属和患者应该怎么办呢?

深静脉血栓是可以防治的,患者和家属需要了解其形成的危险因素、如何预防以及发生后如何应对。书中 25 页"脑卒中的病房早期治疗"中已有所介绍,这里将补充居家环境中深静脉血栓预防管理的知识。

居家如何预防和管理深静脉血栓?

深静脉血栓的危险因素有哪些?

1. **静脉内膜损伤的相关因素**·创伤、手术、反复静脉穿刺、化学性损伤、感染性损伤等。

2. **静脉血流瘀滞的相关因素**·长期卧床、术中应用止血带、瘫痪、制动、既往深静脉血栓病史等。

3. **血液高凝状态的相关因素**·高龄、肥胖、全身麻醉、恶性肿瘤、红细胞增多症、人工血管或血管腔内移植物、妊娠、产后、长期口服避孕药等。

居家环境中如何预防深静脉血栓?

1. **多喝水**·若无其他疾病限制,保证每天饮水 1 500～2 000 毫升(6～8 杯水),减少血液黏稠度。您可以借助有刻度的容器,一般一次性纸杯的容量相当于 200 毫升。

2. **改变不良生活方式**·戒烟、戒酒,控制血糖、血脂等(更多细节参见 136 页"预防脑卒中复发")。

3. **多活动·** 回家后尽量多活动,能走动者,不要长期躺卧在床上。尽量达到每天6 000步或者每天进行30分钟微微出汗的身体活动。

4. **抬高下肢·** 在必须卧床的情况下,可以抬高下肢,促进血液回流。但是注意不要在膝下垫硬枕和过度屈髋,以防压迫深部血管,导致血液回流不畅。

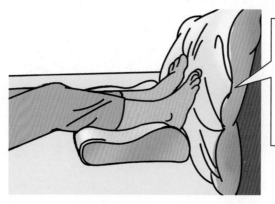

(1) 抬高下肢,促进血液回流
(2) 膝关节应呈轻度(5°~10°)屈曲,避免发生深静脉血栓
(3) 确保足跟不和床面接触,避免足跟压疮
(4) 在床尾放一枕头,使脚与小腿呈90°夹角,足尖向上,防治足下垂

抬高下肢运动

5. **进行下肢主动运动·** 需要长期卧床者,可以进行下肢的主动运动(踝泵运动),以促进下肢静脉回流。患者无法自己完成动作时,家属可以帮助其完成。

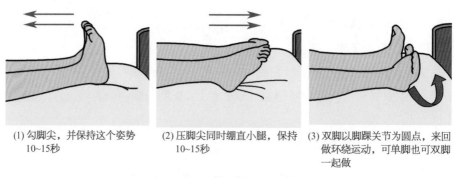

(1) 勾脚尖,并保持这个姿势 10~15秒

(2) 压脚尖同时绷直小腿,保持 10~15秒

(3) 双脚以脚踝关节为圆点,来回做环绕运动,可单脚也可双脚一起做

下肢主动运动(踝泵运动)

6. **避免下肢静脉穿刺·** 避免在下肢进行静脉穿刺或留置静脉留置针。

7. **定期评估·** 定时评估患者双下肢情况,发现肿胀、疼痛、皮肤温度和色泽变化及感觉异常等,及时通知医务人员。

8. **物理预防**·遵医嘱使用间歇充气压缩泵。

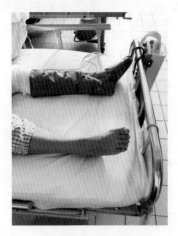

间歇充气加压装置

9. **药物预防**·遵医嘱使用抗凝药降低血液黏稠度，防止血栓形成。

有以下情况的患者禁止使用物理预防手段：

● 充血性心力衰竭、肺水肿或下肢严重水肿。

● 下肢深静脉血栓形成、发生肺栓塞或血栓(性)静脉炎。

● 下肢局部异常(如皮炎、坏疽、近期接受皮肤移植手术)。

● 下肢血管严重动脉硬化或狭窄、其他缺血性血管病(糖尿病性等)及下肢严重畸形。

已经发生深静脉血栓怎么办？

1. **减少活动**·深静脉血栓形成早期通常需要患者绝对卧床，抬高患侧肢体，以促进静脉血液回流，减少肿胀。

2. **禁忌**·患肢禁止局部按摩及热敷。

3. **遵医嘱治疗**·根据病情与医生商议选择手术取栓、药物溶栓等不同的治疗方案。遵医嘱使用抗凝药物，照顾者要注意观察患者有无出血等不良反应。

4. **观察和预防肺栓塞·**当患者有胸痛、呼吸困难、血压下降、咯血等异常情况时,提示可能发生肺栓塞,应立即通知医生,并配合抢救。

分析 案例中李老伯因为长期卧床,缺乏活动,很可能出现了深静脉血栓形成。这种情况下应当绝对卧床、抬高下肢、禁止热敷,并及时就医,在医生指导下用药。同时家属要密切观察患者有无胸痛、呼吸困难、咳血等症状。

案例 李老伯的深静脉血栓经治疗得到控制并再次出院。家属帮李老伯擦身时发现李老伯尾骶部出现一块红斑,局部的皮肤温度较高,变换体位半小时后观察该红斑仍未消失。李老伯怎么了?

案例中李老伯发生了压疮。压疮也称压力性损伤,是卧床患者的常见并发症。回家后脑卒中患者和家属要如何预防和管理压疮呢?通过本节的学习,您会了解在家如何预防和管理压疮。你也可以回到"脑卒中病房早期治疗"中的"如何预防压疮"章节回顾相关知识。

居家如何预防和管理皮肤的压疮?

在家预防压疮,照顾者需要做什么?

回到家后护士不能时刻待在患者身边,所以照顾者在压疮的预防方面起着重要作用,照顾者可参考以下方法:

1. **评估·**照顾者至少每天评估一次患者的皮肤,尤其是压疮易发部位的皮肤(详见 37 页"如何预防压疮")。发现异常立即报告给社区护士。

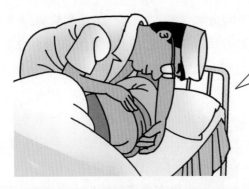

每日评估一次皮肤：
· 颜色、温度、硬度、湿度
　有无异常改变
· 有无水疱、破损情况等

2. **协助翻身** · 经常解除局部皮肤的压力是预防压疮的关键。

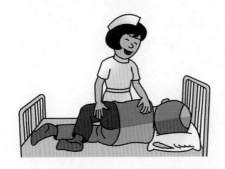

卧位：至少2小时翻身一次
坐位：尽量每1小时变一次姿势

3. **协助摆放卧位** · 需要卧床时，协助患者摆放合理的卧位，尽量选择 30°侧卧位，背部垫一软枕。可以右侧卧位-仰卧-左侧卧位交替。注意避免使红斑区域受压。

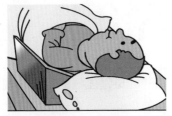

正确：背部和床之间形成 30°夹角，左右侧身体可以交换

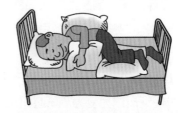

错误：背部和床之间形成 90°直角，即完全侧卧

仰卧位时需要抬高床头，除非有医疗禁忌证或出于进食或消化因素考虑，否则尽量使床头抬高角度小于 30°。

4. **保持皮肤卫生** · 如果因为疾病原因出现大小便异常、呕吐等，那么照顾者需要及时帮助患者清理大小便和呕吐物,并保持皮肤的卫生和清爽。

5. **避免皮肤过度潮湿**·如果皮肤过于潮湿,应及时更换干燥的床单、被褥,保持通风等。不要使用烤灯,烤灯会增加局部组织细胞代谢及需氧量,进而造成细胞缺氧,甚至坏死。

6. **避免皮肤过度干燥**·皮肤过于干燥,可涂抹保湿产品。但不要涂抹凡士林、氧化锌膏等油性剂,因为油性剂无透气性,亦无呼吸功能,容易导致皮肤水分蒸发量维持在一个较低水平,容易造成局部皮肤过于潮湿。

7. **注意补充营养**·照顾者需为患者提供富含蛋白质和维生素的食物,少吃或不吃辛辣、油腻的食物。

8. **禁止按摩**·禁止按摩或用力擦洗有压疮风险的皮肤。摩擦性按摩不仅会导致局部疼痛,而且可使骨突出处组织血流量下降,甚至可导致轻微组织损伤,或引发炎性反应。

9. **避免使用环形或圈形器械**·这些器械的边缘产生的高压区域会损害组织。

已经发生压疮,要注意什么?

若已发生压疮,需要避免发生压疮的部位受压,另外还要注意以下几点:

1. **预防其他部位发生压疮**·如果已经发生压疮,这时候也要注意预防其他部位发生压疮。措施参照前文。

2. **改善营养**·遵从医务人员的指导补充营养,必要时补液。

3. **变化体位**·除了有禁忌证外,至少每 2 小时更换一次体位,缩短局部皮肤的受压时间。

4. **避免红斑处受压**·手指按压后不变白的红斑是压疮的早期表现。若摆放体位时使红斑成为受力点,则损伤会进一步恶化。

5. **限制骶、尾部和坐骨压疮患者坐姿时间和次数**·避免让有坐骨压疮患者以完全直立状态保持坐姿(如坐在椅子上或床上)。若有骶部/尾部或坐骨压疮的患者需要坐在椅子上,要把坐姿次数限制在每天 3 次,每次最多 60 分钟。

6. **足跟压疮的患者完全解除足跟压力**

(1)借助泡沫垫或者枕头沿小腿全长将足跟抬起。确保足跟不和床面接触。

（2）膝关节应呈轻度（5°～10°）屈曲，避免发生深静脉血栓（DVT）。

（3）定期去除足跟托起装置，评估与托起装置接触部位的皮肤是否完好。

（4）在脚底放一枕头或挡板，使脚与小腿呈 90°夹角，足尖向上，防治足下垂。

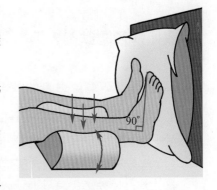

7. **多活动**・只要患者能耐受就可以尽快增加肢体活动量。卧床患者一旦能够耐受，就应尽快开始采取坐位，并开始走动。走动有助于降低因长期卧床而发生的病情恶化。

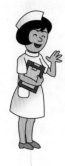

分析　案例中李老伯因为长期卧床，没有及时翻身导致了轻度压疮。压疮管理过程中及时解除局部压力极为重要，因此要经常变换体位。并注意补充营养，同时注意避免其他部位出现压疮。

案例　为了预防李老伯再次出现静脉血栓、压力性损伤，医生护士建议李老伯可以在家人协助下起床活动，但注意在活动时要预防跌倒。

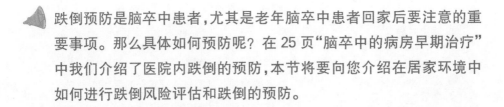

跌倒预防是脑卒中患者，尤其是老年脑卒中患者回家后要注意的重要事项。那么具体如何预防呢？在 25 页"脑卒中的病房早期治疗"中我们介绍了医院内跌倒的预防，本节将要向您介绍在居家环境中如何进行跌倒风险评估和跌倒的预防。

居家如何预防跌倒？

如何评估居家环境中患者的跌倒风险？

1. **需要进行居家环境中的跌倒风险评估的情况**·居家脑卒中患者每年至少接受一次居家跌倒风险评估，最佳评估时机为：

（1）当脑卒中患者从综合医院或康复医院转回居家康复时。

（2）在社区医护人员常规家庭访视时。

2. **为了及时获得居家跌倒风险评估，您需要做什么？**

（1）提醒：您或您的照顾者可以提醒医护人员对您进行居家跌倒风险评估。

（2）配合：进行脑卒中患者居家跌倒风险评估时，您需要配合医护人员完成评估。

3. **居家跌倒风险评估**

（1）评估方法：居家跌倒风险评估不同于医院跌倒风险评估，使用的方法是"Time Up to Go"。您需要做的事情如下：

● 靠椅准备：首先，坐在椅子上，背靠着椅背。

● 走出3米：听到医护人员喊"走"的口令后，您从椅子上起身，用您觉得舒服安全的步行速度走到3米之外的目的地。

● 坐回椅子：到达3米之外的目的地之后立即转身，走回到椅子处，并坐下，再次背靠椅背。

注意事项： 如果您对于测试过程不太清楚，可以向医护人员提问，并且在正式的测试之前进行1~2次的练习。

（2）测试结果判读：

● 行走时间的结果判读：见下表。

行走时间的结果判读

行走时间（秒）	结 果 判 读
<20	您有独立的活动能力
20~29	需要附加其他测试来评定您的活动能力
≥30	您需要帮助才能完成大部分活动

注：“行走时间”是指从“走”指令到重新坐回椅背的所需时间。

● 步态评估的结果判读（见下表）和跌倒危险性：社区医护人员会判断您的跌倒风险。如果您的步态得分为≥3分，则认为您具有跌倒危险。

步态评估的结果判读

步态情况	得分	步态情况	得分
正常	1	中度异常	4
非常轻微的异常	2	重度异常	5
轻度异常	3		

● 助行用具使用情况及结果判读（见下表）：得分为≥3分，被认为具有跌倒危险。

助行用具使用情况的结果判读

助行用具使用情况	得分	助行用具使用情况	得分
未使用	1	四腿拐杖	3
单腿拐杖	2	助行器	4

怎么预防居家环境中的跌倒？

根据"Time Up to Go"的评估得分情况，医护人员将指导您和您的照顾者采取不同的方案进行跌倒预防。

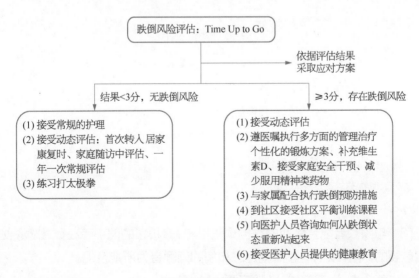

跌倒风险评估流程

1. 评估结果显示没有跌倒风险，您需要做什么？

（1）接受常规护理：接受护士提供的常规护理。

（2）接受动态评估：在以后的家庭访视中每年至少接受一次跌倒风险的评估。

（3）练习打太极拳：在条件允许的情况下练习打太极拳，因为打太极拳可以提高个体的平衡能力，具有预防跌倒的效果。

2. 评估结果显示有跌倒的风险，您需要做什么？

（1）接受动态评估：同前面提到的一样，您更需要动态多次地接受居家跌倒风险评估。

（2）在医护人员指导下开展全面预防：进行个性化的锻炼、补充维生素 D、进行家庭安全改造、减少精神类药物服用。

- 个性化运动：在医护人员指导下进行个体化的运动锻炼。打太极拳具有预防跌倒的作用，有条件的话您可尝试练习。

- 补钙或者维生素 D：每天 800～2 000 国际单位。

- 配合进行家庭安全改造：包括主动寻找家庭环境改造相关知识，并与医护人员、照顾者一起对家庭环境进行改造，以适应自己的需要。更多改造知识参见 151 页"脑卒中患者回归家庭的注意事项"。

- 减少服用精神类药物：如果您有使用精神类药物，那么您需要在医生的指导下减少精神类药物的使用量。各类药物可能导致的与跌倒相关的症状如下：

可能导致跌倒的症状
√ 安眠药——头晕
√ 止痛药——意识不清
√ 镇静药——头晕、视物模糊
√ 降压药——疲倦、低血压（药物过量时易发生）
√ 降糖药——低血糖（药物过量时易发生）
√ 抗感冒药——嗜睡

（3）与照顾者配合采取的跌倒预防措施：您和您的照护者在跌倒预防方面起着重要的作用，以下这些措施是您和您的照顾者力所能及的。

- 衣着合身，适度宽松，裤腿不要太长。

- 鞋子舒适、防滑。选择舒适、低跟、有防滑底的鞋子,尽量避免高跟鞋、鞋底光滑的鞋。拖鞋也少穿,最好有防滑底。

- 出现不适及时求助。

- 确保通往卫生间的通道顺畅。卫生间是您最常使用的空间,确保去卫生间的通道上没有障碍物,以避免您去卫生间的途中摔倒。

- 借助固定物品维持稳定。需要借力维持身体平衡时,您需要借助那些无法移动的物品(如固定的扶手)来保持身体的稳定,而不是借助轮椅或者其他可能会移动的物品。

- 在卫生间里使用扶手。

- 佩戴眼镜和助听器。如果您的听力或视力下降,您最好使用眼镜和助听器,避免因为视觉或听觉不适导致跌倒。

- 把日常用品放置在可及的地方:将常用物品放在伸手可及的位置。不要站在椅子上取高处的物品,如果必须这么做,应使用有扶手的专用梯凳或者请他人帮忙取物。

- 环境适宜:房间内保持充足的照明,避免灯光灰暗;清除床旁以及通道上的各种障碍;清除地面的各种坑洼;保持房间地面的清洁、干燥。

（4）到社区接受社区平衡训练课程:如果社区有平衡训练课程,您可以参加课程训练,以提高您的平衡力。

3. 如果发生跌倒,您需要做什么?

（1）患者独处时的应对措施:如果发生跌倒,没有其他人在周围,可借助身边的手机及时求助亲友,或拨打 120 急救电话。如果想独立起身,但暂时体力不支时,首先需要做好保暖工作,等恢复体力之后,变为趴着的姿势,再利用凳子或床站起来。具体如下述:

- 保暖:如果您是背部先着地,应弯曲双腿,挪动臀部到放有毯子或垫子的椅子或床铺旁,然后使自己较舒适地平躺,盖好毯子,保持体温。如可能,要向他人寻求帮助。

- 翻身到趴着的姿势:休息片刻,等体力恢复好后尽力使自己向椅子的方向翻转身体,变成趴着的姿势(如下图示)。

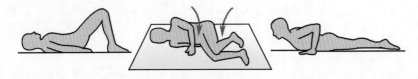

- 利用双手起身：利用双手支撑在地面上，抬起臀部，弯曲膝关节，然后尽力使自己面向椅子跪立，双手扶住椅面(如下图示)。

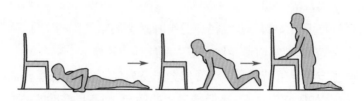

- 借助椅子/床站起来：以椅子或床为支撑，尽力站起来(如下图示)。

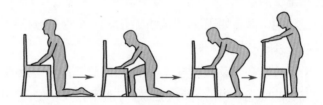

- 打电话求助：休息一会儿体力恢复一些后，打电话求助，并报告自己跌倒了。

（2）患者跌倒时，身边有照顾者的应对措施：发现患者跌倒，不要急于扶起，要分情况进行处理：

- 如果患者出现意识不清，立即拨打急救电话120，并针对不同情况进行针对性的处理(见下表)。

意识不清患者的应对措施

情　况	处　理　措　施
有外伤、出血	立即止血、包扎
有呕吐	将头偏向一侧，并清理口、鼻腔呕吐物，保证呼吸通畅
有抽搐	移至平整软地面或身体下垫软物，防止碰、擦伤；必要时牙间垫较硬物，防止舌咬伤；不要硬掰抽搐肢体，防止肌肉、骨骼损伤
如呼吸、心跳停止	应立即进行胸外心脏按压、口对口人工呼吸等急救措施
如需搬动	保证平稳，尽量平卧

- 如果患者意识清楚，各类情况处理见下表。

意识清楚患者的应对措施

情　况	处　理　措　施
询问患者跌倒情况及对跌倒过程是否有记忆	如不记得跌倒过程,可能为晕厥或脑血管意外,应立即就医或拨打急救电话
询问是否有剧烈头痛或观察有无口角歪斜、言语不利、手脚无力等提示脑卒中的情况	如有这些情况,不要立即扶起患者,因为可能会加重脑出血或脑缺血,此时应立即拨打急救电话
有外伤、出血	立即止血、包扎,并到医院进一步处理
查看四肢有无疼痛、畸形、关节异常、肢体位置异常等提示骨折情形	如照顾者没有专业知识,不要随便搬动以免加重病情,立即拨打急救电话
如果有腰背疼痛,双腿活动或感觉异常及大小便失禁等提示有腰椎损害	如无相关专业知识,不要随便搬动,以免加重病情,应立即拨打急救电话
如患者想要自行站起	协助患者缓慢起立,结束后让患者坐着或卧床休息,观察并确认患者无碍
如需搬动	保证平稳
发生跌倒后到医院诊治	医护人员查找跌倒危险因素,评估跌倒风险,进一步制定防治措施及方案

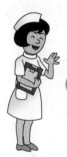

分析　案例中李老伯和家属需对家庭环境进行安全改造,适当补钙、选择合理的衣服和鞋子、进行个性化锻炼、减少服用引起跌倒的药物。

案例　李大伯儿子的领导钟先生,40 岁,因工作原因常熬夜加班,突发脑卒中。所幸救治及时,早期病房治疗后仅遗留上肢肌力减退。在康复医院就诊后,钟先生转回家中自行康复锻炼。钟先生想尽快回归工作岗位,因此积极锻炼,甚至超量训练,但最近 2 周感到非常的疲乏。钟先生想知道自己是怎么了?

钟先生很可能出现了脑卒中后疲乏。这个症状近年来越来越得到大家的重视。让我们来进一步了解吧!

居家如何预防脑卒中后疲乏?

1. 什么是脑卒中后疲乏·您在得了脑卒中之后出现明显的疲劳、精力下降或需要增加休息时间,或者出现与体力活动不成比例的疲劳,并且这些症状持续超过 2 周,那么您就可能患有脑卒中后疲劳了。

2. 脑卒中后疲乏的原因

(1)身体恢复需要更多能量,而能量供应不足。

(2)情绪改变:脑卒中后抑郁可能会导致疲乏。

(3)其他因素:睡眠问题(如失眠等),食物问题,缺铁性贫血,糖尿病,甲状腺功能减退等。一些药物的使用也可能会引起疲劳。

3. 出现脑卒中后疲劳该怎么办

(1)及时就诊、遵医用药。出现疲乏症状或情绪低落、易怒,应及时就诊,遵医嘱用药。医生会帮您检查所用药物是否会引起疲劳。不要擅自停药,以免加重病情。

(2)给自己适应的时间。疲劳感可能需要好几个月才慢慢消失,理解这个恢复过程后,不要着急,给自己适应的时间。

(3)记录每天完成的事。记录每天完成的事可以帮您看到自己每天的进步,建立信心。当完成了一项不容易完成的康复训练或运动,记得奖励一下自己哦!

(4)缓慢增加活动量、规律运动。从低强度慢慢开始增加活动量,逐渐增加您运动的信心。规律运动可以提高机体的耐受力,帮助改善疲劳。可以选择温和的运动方式如短距离的散步、短时间蹬自行车等。

(5)适度活动锻炼不勉强。当您感觉很疲劳时,休息一会儿,不要勉强自己去坚持做某事。即使您感觉精力充沛,也不要做太多的事,否则后面几天内您可能会感觉精疲力尽。

(6)保证充足的睡眠。

（7）保证健康的饮食。米饭、面条等是非常好的能量来源，疲劳乏力时可适当补充。每天要吃 5 种以上的蔬菜，并尽量每天吃水果。

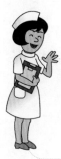

分析　案例中钟先生还处于恢复期，加上康复训练的强度较大，因此容易出现疲劳。钟先生应该保证健康饮食、充足睡眠，适当减低训练量，并记录自己的进步，同时向医生等专业人士寻求帮助。

案例　脑卒中后 1 个月左右，钟先生患侧上肢出现肩关节疼痛，随后疼痛逐渐加重，感觉患侧上肢做所有动作都会疼痛，在上肢上抬、外展或旋转时最为严重，静态休息时疼痛减轻。面对肩部疼痛，钟先生及家属应该如何处理呢？

　肩部疼痛是脑卒中偏瘫患者最常见的并发症之一。对患者康复训练、日常休息、心理状态都有严重干扰。下面我们将对肩痛相关知识进行更多的了解。

居家出现肩痛怎么办？

为什么会出现肩痛？

可能导致肩痛的因素有：
（1）转移患者时牵拉了患者上肢，强行外展患者的肩关节。
（2）不正确地上提坐在轮椅中患者的肢体。
（3）用不恰当的方法为患者穿衣服、洗腋窝。
（4）在没有改变肩胛位置、肱骨无外旋的状态下进行肩部的被动活动。

（5）在上肢没有充分伸直及肩胛没有旋转运动时，患者不正确的自行拉扯患侧肢体。

肩痛常用的治疗措施有哪些？

肩痛的治疗手段有多种，医生会根据肩痛的原因、性质、范围、程度给予合理的治疗。患者和家属应配合医生进行相关治疗。常见的措施如下：

（1）物理治疗：热疗、冷疗、神经电刺激。

（2）肢体制动：吊带固定、肩关节固定。

（3）传统疗法：针灸、按摩、中药、外用膏药。

（4）药物治疗：激素、消炎镇痛药、局麻药、解痉药。

（5）手术治疗：手术解除痉挛。

（6）在康复师的指导下进行康复训练。

患者和家属应该如何预防肩痛？

（1）穿衣服先穿患侧再穿健侧，避免对患侧造成牵拉。

（2）坐位时，将患侧上肢放在桌椅上，保持患侧上肢处于前伸姿势，减少上肢自身重量对肩部造成牵拉。

（3）疾病早期，患侧上肢可配戴肩吊带，减少肢体重量对肩部的牵拉。

（4）在康复师指导下进行锻炼，避免不当的肩部运动。

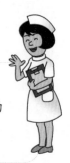

 案例中钟先生应当及时就医，在医生指导下进行肩痛的治疗和康复。

（陈雪梅　翁瑛丽）

正确使用助行器

脑卒中患者发病后可能有不同程度的肢体功能障碍，甚至出现行走功能部分或者完全丧失。

行走功能受到影响的患者，可以借助助行器进行行走功能的康复训练或者补偿行走功能。下面将介绍一些常见的助行器及其使用方法。

什么是助行器？

助行器是指为行动不便者、老年人和残疾人设计的，起到支撑体重、保持平衡、锻炼行走等作用的步行辅助器具。助行器可以保障患者在安全的情况下进行日常活动。

常见的助行器包括：单脚拐杖、多脚拐杖、腋拐、普通框式助行器、轮椅等。

助行器稳定性从高到低排序：轮椅→助行架（普通框式→轮式）→腋拐→臂杖→拐杖（多脚→单脚）。

> **案例** 张老伯半年前突发脑卒中，经外院积极救治后留有右侧肢体活动障碍。为进一步康复进入康复医院治疗。经综合康复评定：神志清，言语表达清楚，能控制大小便，生活上部分依赖，有人帮助下可缓慢步行。无支撑时可利用健肢正常站立，偶尔能利用患肢站立。张老伯女儿想买助行器送给张老伯，但不知道该选什么样的助行器。

如何选择合适的助行器？

1. 哪些人适合使用助行器

（1）有一定认知能力、行动不便的脑卒中患者、老年人、残疾人。

（2）患者腿部有足够的负重能力，最好患腿能单独支撑全身重量，有良好的站立平衡能力，有主动屈髋、屈膝能力。

注意事项　患者不应过早使用助行器（拐杖），过早使用助行器可能会降低患者自主功能的恢复，过分依赖助行器，将导致患肢失去训练和恢复的机会！

2. **怎样选择合适的助行器**·选择助行器时要综合考虑患者承受自身重量的能力、站立能力、保持平衡能力以及上肢控制能力。

（1）单脚拐杖：适合一侧下肢功能轻度障碍、轻度偏瘫患者，但要求上肢有一定的支撑力，手部有一定的握力。

（2）多腿拐杖：适合平衡能力欠佳，用单脚拐杖不够安全的患者。

（3）腋拐：适用于上肢功能健全、下肢功能存在中度障碍者（下肢肌力减退、疼痛、手术后不能完全负重者）、截瘫者。

（4）普通框式助行器：适合上肢力量正常，下肢活动部分障碍，平衡力差一点，走路时借助辅具能站稳、行走者。

（5）轮椅：适合上肢可以活动且有一定力量，但步行功能减退或丧失者。

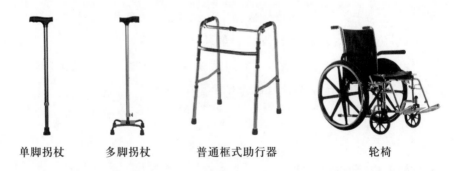

单脚拐杖　　　多脚拐杖　　　普通框式助行器　　　　　轮椅

3. **使用助行器前的准备工作**·使用助行器前我们要对自身、环境及助行器进行评估，防止跌倒。

（1）自身：穿着稳定、防滑、不易脱落的鞋，最好选择平跟防滑鞋，鞋底不能太薄、太硬，可选运动鞋或跑鞋。

（2）环境：场所宽敞明亮，地面平整、无水。

（3）助行器：完好无损。

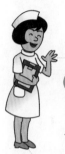

分析　张老伯上肢握力好、上肢支撑能力强，患侧下肢可部分负重，无支撑时可以利用健肢正常站立，偶尔能利用患肢站立，平衡力相对较好，可以选择单脚拐杖。

如何使用单脚拐杖？

1. **单脚拐杖结构**·在了解单腿拐杖的使用方法前，我们需要先了解一下单腿拐杖的结构。

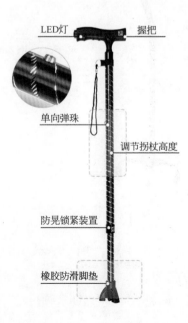

LED灯　　　握把

单向弹珠

调节拐杖高度

防晃锁紧装置

橡胶防滑脚垫

使用单腿拐杖前要注意"四看"
√ 一看:杖杆是否坚固,支脚是否平稳接触地面,手柄是否柔软
√ 二看:杖柄是否松动,助行器表面是否光滑
√ 三看:杖端是否加防滑垫
√ 四看:长短是否适宜

2. **适用人群**·握力好、上肢支撑能力强,患肢可部分负重的患者。

3. **单脚拐杖的使用**·详见 102 页"进行行走训练的方法"。

如何使用多脚拐杖?

1. **多脚拐杖的结构**·见下图。

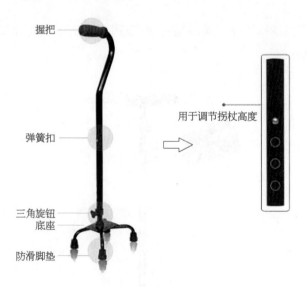

握把

弹簧扣

三角旋钮
底座

防滑脚垫

用于调节拐杖高度

2. **适用人群**·上肢握力好、上肢支撑能力强,患侧下肢可部分负重,步行速度慢及步行稳定性差的患者。

3. **多脚拐杖的使用**·详见 104 页"借助多脚拐杖"。

如何使用框架助行器？

1. 普通框架助行器的结构

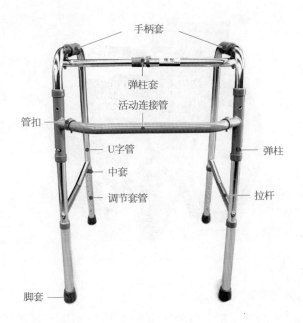

2. **普通框架助行器的检查** · 为确保使用过程中的安全，前期的检查很重要。主要检查内容有：

（1）框架的直立杆、手把、折叠按钮、可调节按钮、螺丝、连接杆处有无破损、松动、脱落。

（2）各调节及固定处是否完好。

（3）与地面接触的防滑垫是否完好。

3. **适用人群** · 框架助行架适合全身或双下肢肌力降低或协调性差，需要独立、稳定站立的患者。

4. **普通框架助行器的使用** · 详见 206 页"普通框架助行器"使用方法。

如何使用轮椅?

1. **普通轮椅的结构**·见下图。

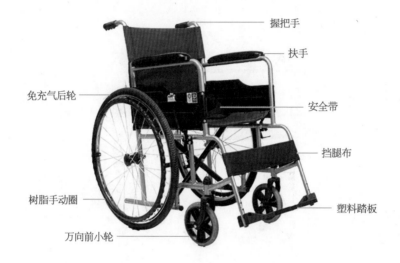

握把手

扶手

免充气后轮

安全带

挡腿布

树脂手动圈

塑料踏板

万向前小轮

2. **轮椅打开与收起方法**

（1）打开轮椅时,双手掌分别放在轮椅两边的横杆上(扶手下方)同时向下用力即可打开。

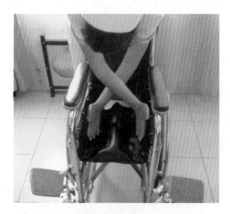

打开轮椅

（2）收起时先将脚踏板翻起，然后双手握住坐垫内外两个边的中间位置，同时向上提拉。

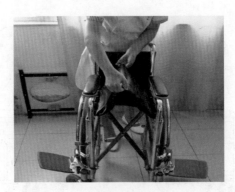

收起轮椅

3. **适用人群**·偏瘫、截瘫、截肢等步行功能严重减退或丧失者。

4. **偏瘫患者使用轮椅方法**

（1）自行移动轮椅

● 向前走：在平地上推动轮椅时，臀部坐稳，上身保持平衡，双臂向后，肘关节稍屈，手抓手圈后部，身体带动双臂用力。此时身体略向前倾，身体和双臂产生的力量可带动轮椅。

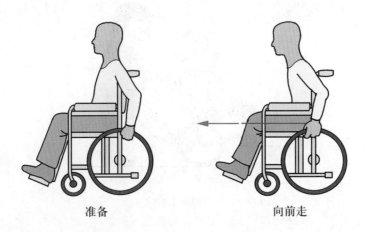

准备　　　　　　　　　　　向前走

● 向后走：轮椅在平地上倒退：臀部坐稳，上身保持平衡，双臂向前身体前倾，压低双肩，使手臂能用足够力气将手圈向后推动带动轮椅。

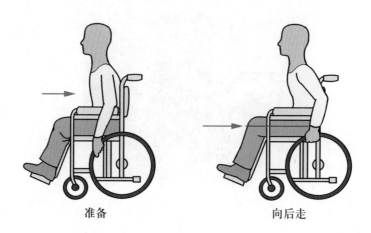

准备　　　　　　　　　　　　　向后走

（2）一人协助上、下台阶

● 上台阶：照顾者脚踩住轮椅下方后倾杆，两手抓住推手手柄向前下方用力，将前轮翘起放到台阶上。然后将轮椅稍微推前一些，待后轮碰到台阶时抓住推手手柄用力向上抬，使轮椅腾空向前。

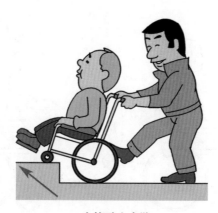

一人协助上台阶

● 下台阶:背着身,将后轮放下至下一层台阶。手抓住推手手柄向后拉,将前轮从上一阶放到下一阶。

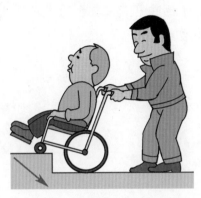

一人协助下台阶

(3)两人协助上、下台阶

● 上台阶:大车轮在前,一人将轮椅握把向后下方拉,另一人抓腿架抬起小车轮,依靠大车轮逐级拖上台阶。

● 下台阶:小车轮在前,一人抓腿架抬起小车轮,另一人将轮椅握把向后下方拉并适当制动轮椅,使大车轮沿台阶逐级下滑。

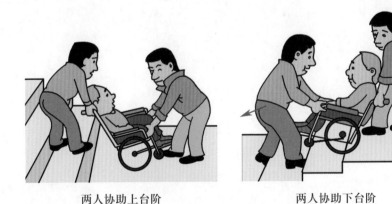

两人协助上台阶　　　　　　　　　　两人协助下台阶

(4)注意事项

● 注意安全:进出门或遇到障碍物时,勿用轮椅撞门或障碍物。

● 防跌倒:推轮椅时,嘱患者手扶着轮椅扶手,尽量靠后坐,勿前倾身体或自行下车，以免跌倒；必要时加约束带。

- 保暖：天气寒冷时注意保暖，可将毛毯直铺在轮椅上。
- 定期检修：定时加润滑油(但刹车与手动圈禁用润滑油)，保持完好备用，定期对轮椅进行检修，切勿粗心大意。

（王　莹　沈艳梅）

照顾者必备知识技能

　　照护家人是一项重要而辛苦的工作！作为脑卒中患者的照顾者，掌握基本的居家护理知识和技能，有助于更好地促进患者康复。

　　进入康复期的脑卒中患者，常遗留不同程度的功能障碍，需要照顾者给予帮助，以保证其正常的生活。最常用的照顾技巧有帮助患者进行口腔护理、洗头与洗澡、皮肤护理、排尿与排便、翻身、床上移动、下床活动、使用辅具等。

> **案例**　张老伯出院回到家中，家人发现老人不能自行完成洗漱、穿衣、如厕、外出等日常事务，其女儿张大姐不知道如何帮助他料理生活，非常苦恼。

 案例中张大姐是父亲的主要照顾者，她应该如何正确地帮助张老伯完成常见的生活事务呢？

如何帮助患者进行口腔护理？

　　如果患者无法自己刷牙，那么就需要照顾者帮助患者进行口腔护理。

　　1. **用物准备**·漱口杯、海绵棒、毛巾、漱口水。

　　漱口水常用的有：生理盐水、2％～4％硼酸溶液、0.02％氯己定、0.02％呋喃西林溶液。漱口水和海绵棒可在网上或药店买到。

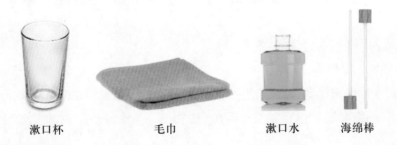

漱口杯　　　　　毛巾　　　　　漱口水　　海绵棒

2. 具体步骤

（1）用漱口杯接一杯温水，协助患者用温水漱口。

（2）在水中浸湿海绵头，挤出多余水分。

（3）依照顺序清洁口腔，并旋转取出海绵头。

（4）每清洗完一个部位需将黏有污物的海绵头用清水清洗后再使用。

清洁口腔的顺序
√ 清洁上牙：上牙外侧面→上牙内侧面→上牙咬合面（从后面的磨牙向前面的门牙清洗）
√ 清洁下牙：下牙外侧面→下牙内侧面→下牙咬合面（从磨牙向门牙清洗）
√ 清洁口腔颊部
√ 清洁口腔上腭
√ 清洁舌面及舌下
√ 擦拭口唇

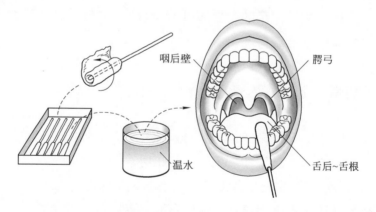

咽后壁　　腭弓

温水

舌后～舌根

3. 注意事项·一定要挤掉海绵头中多余水分，避免造成吸入性肺炎。

如何为卧床患者洗头？

对长期卧床患者，如果无法去浴室或坐起洗头，应定期在床上洗头。

1. 用物准备·包括浴巾、毛巾、塑料布、水桶、梳子、洗发膏、温水、吹风机。

特殊用具：如马蹄形卷（马蹄形卷的简易制作方法如下图）、塑料洗头槽。

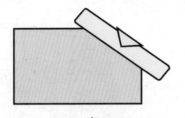

A
将毛巾卷成圆柱状，外层用报纸
或棉纸包裹

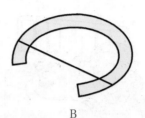

B
将毛巾卷弯曲成弧形，并用绳子
捆绑弧形两端，保持弧形弯曲度

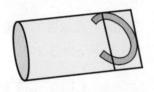

C
将毛巾卷放入塑料袋，塑料袋的下端
应该能够插入床旁放置的污物桶内

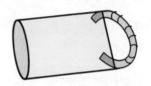

D
用胶带将毛巾卷和塑料袋
进行固定即可

2. 清洗方法

（1）使患者侧卧，将防水塑料布衬于
患者身下。

（2）在防水塑料布上方铺上大浴
巾。

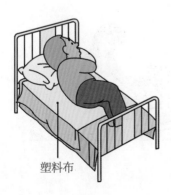

塑料布

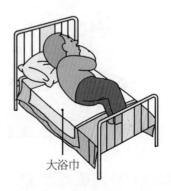

大浴巾

（3）用毛巾三折后围绕于患者颈部。

（4）另取一块塑料布围在患者颈部，并用小夹子固定，将枕头移去。

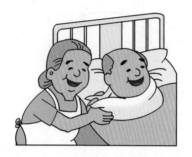

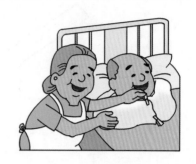

（5）将患者头部转向一侧床边，并放在马蹄形卷或者塑料洗头槽中，患者肩下垫枕头。

（6）洗头槽床上洗头法：洗头槽开口对准下方放置的水桶，协助患者将头置于马蹄形卷内。

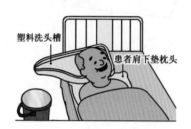

塑料洗头槽　　患者肩下垫枕头

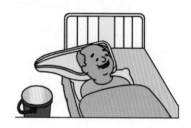

（7）借助杯子，用温度适宜的温水冲洗头发。

（8）洗好头发后用干毛巾擦拭，并用吹风机吹干。

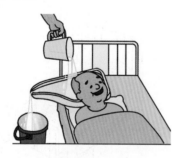

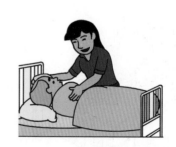

如何为卧床患者擦澡？

当患者身体状况不佳，不能入浴洗澡，可选择用湿热毛巾帮助患者擦拭身体。

1. 物品准备

（1）深面盆或者水桶 2 个，一个装温水，水温 50～55 ℃；一个装污水。

（2）毛巾 3 条以上，最好颜色不同（不同颜色用于擦拭不同部位）。最好单独准备一块毛巾用于外阴部位、脚部。

（3）洗澡浴巾 1 条。

（4）沐浴液或者肥皂。

（5）视情况准备便盆。

2. 擦拭顺序

（1）原则：从肢体远端向心脏方向擦拭，以促进血液循环。

（2）一般可参考以下顺序：

● 先取仰卧位，擦拭面部、耳朵、颈部、上肢、手腕、手指、胸部、腹部。

● 再取左、右侧卧位，擦拭背部、腰部、臀部。

● 最后取仰卧位，擦拭下肢、足及脚趾、外阴、手指。

3. 具体步骤

（1）面部擦拭：呈"S"形擦拭面部，注意还要清洁耳后、颈后。

（2）上肢擦拭：从手腕向上擦拭前臂、上臂、腋下、手指。手指擦拭时注意擦拭手心和指缝。

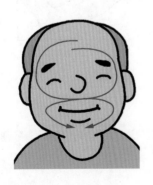

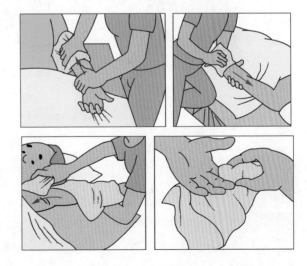

（3）胸部擦拭：从颈部开始向胸部擦拭，画圆擦拭乳房。女性患者注意擦拭乳房下方的皮肤。

（4）腹部擦拭：按顺时针方向画圆擦拭腹部，注意不要用力压迫内脏。

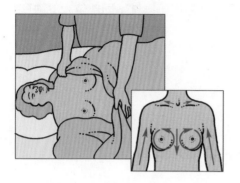

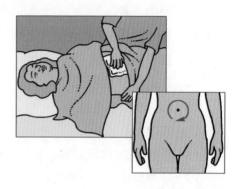

（5）背部擦拭：使患者侧身，用稍热的毛巾由上向下擦拭背部。

（6）腿部和足部擦拭：抬起患者膝盖，从脚踝到膝盖、再到大腿根部方向擦拭下肢，足部进行足浴。

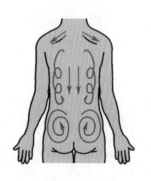

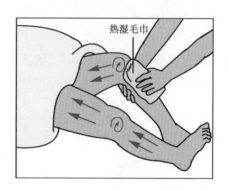

热湿毛巾

4. 注意事项

（1）擦浴前帮患者排空大小便。

（2）注意保暖，防止着凉：室内温度调至 24 ℃左右。尽量减少患者的暴露，擦洗时只暴露正在擦洗的部位，擦洗完立即盖好，再暴露下一个擦洗部位。开始时水温可以稍高，水冷了应及时加热水。

（3）防止弄湿被服：患者身下最好垫浴巾，擦洗时要仔细小心。一旦弄湿浴巾被套，应及时更换。

（4）操作时注意节力原则：站立时，两脚稍分开，重心在身体中央或稍低处。

（5）注意观察患者全身皮肤有无异常，如出血点、出血斑、皮疹、水肿、破溃等。

如何帮助行动不便患者淋浴?

1. 物品准备·淋浴用的轮椅、一条浴巾、一个洗头帽。

2. 淋浴步骤

（1）淋浴前让患者在床上脱去衣服，仅留上衣。

（2）将患者移到轮椅上，膝盖覆盖浴巾，推入浴室。

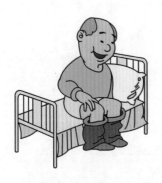

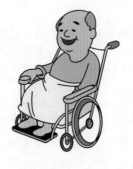

（3）进入浴室后脱去上衣，在肩部披上毛巾，从脚开始向上淋浴。清洗会阴时可从轮椅凹槽处进行。

（4）淋浴时注意用热水泡脚，保持体温，避免着凉。

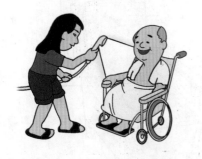

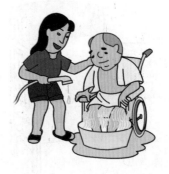

（5）尤其注意清洗腋下、手指、脚趾间和皱褶多的部位。

（6）如果患者上身不能前倾，洗头时可以给患者戴上洗头帽。

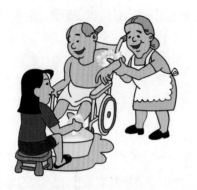

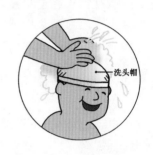

洗头帽

如何帮助卧床患者排尿、排便？

1. 排泄器具的选择·见下表。

排泄器具的选择

方式	适 用 对 象
厕所便座	可感到尿意、便意，可保持坐位，并且可以步行或靠轮椅到厕所的患者
便携式马桶	可感到尿意、便意，可保持坐位，但不能到厕所的患者
便器、尿器	可感到尿意、便意，但不能保持坐位的患者
尿裤	无法感知尿意、便意的患者；夜间为省事而使用尿裤的患者

2. 便携式马桶

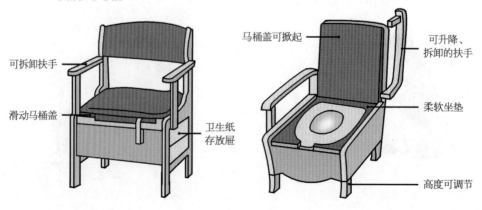

可拆卸扶手

滑动马桶盖

卫生纸存放屉

马桶盖可掀起

可升降、拆卸的扶手

柔软坐垫

高度可调节

3. 便携式马桶的使用方法

（1）照顾者膝盖插入患者两膝盖间，让患者抱住照顾者，扶住患者腰部，用力使其站起。

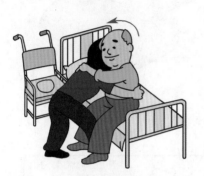

（2）照顾者紧贴患者站立，待患者站稳，扶住其转身。

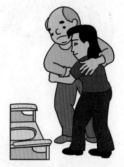

（3）照顾者站立位贴紧患者，褪下患者裤子。

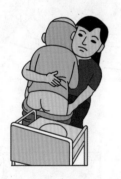

（4）当裤子褪到大腿以下，扶着患者使其腿后侧贴紧马桶。

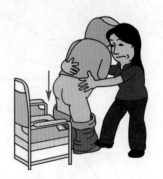

（5）帮助患者缓慢坐在马桶上。

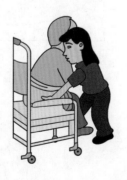

（6）将裤子褪到膝盖以下，用毛巾盖在患者腿上，退出回避。

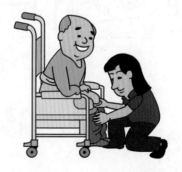

4. 尿器及其使用

（1）尿器

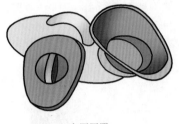 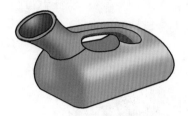

女用尿器　　　　　　　　　　　　男用尿器

（2）女用尿器的使用

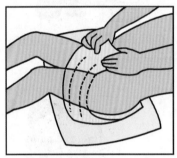 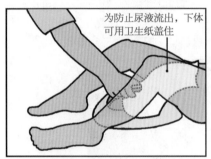

解开纸尿裤　　　　　　　　　放置尿壶，上方用卫生纸覆盖

（图注：为防止尿液流出，下体可用卫生纸盖住）

（3）男用尿器的使用

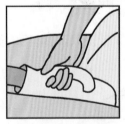 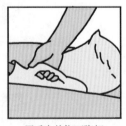 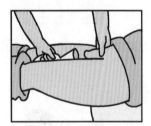

解开纸尿裤，将阴茎插入尿壶　　用毛巾盖住下腹部，避免着凉　　排尿后，一手扶住阴茎根部，一手抽出尿壶，用卫生纸擦干

5. 插入式便器适用人群和所需物品

（1）适用人群：可感到尿意、便意，但不能保持坐位者。

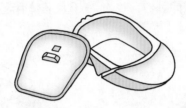

（2）所需物品：便盆、卫生纸、防水床单、毛巾、湿纸巾。

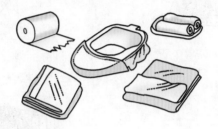

6. 插入式便器的使用方法

（1）帮助患者双腿屈曲。有偏瘫者，健侧手托住患侧手臂，抱于胸腹部。

（2）在便盆内铺卫生纸，防尿液溅出。

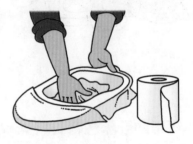

（3）患者可自行抬臀时，将便盆塞到臀下。

（4）患者不能自行抬臀时，帮助患者侧卧，将便盆放于臀下，使便盆中央对着肛门。

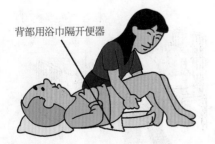

背部用浴巾隔开便器

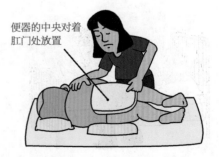

便器的中央对着肛门处放置

（5）固定便盆，使患者取仰卧位。

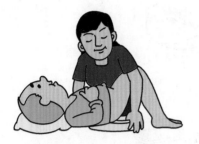

（6）下体用卫生纸覆盖，以防尿液溅出。

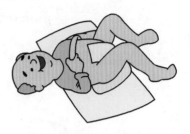

（7）用毛巾覆盖下腹部，避免受凉。

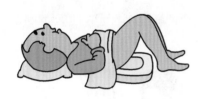

（8）排便后，擦拭干净，让患者侧身取出便盆，穿好衣物。

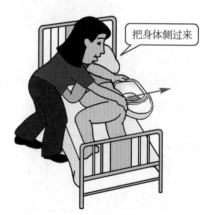

把身体侧过来

如何帮助卧床患者更换床单？

（1）使患者向床内侧侧卧。

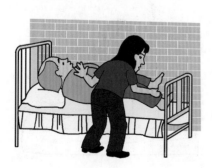

（2）将半边旧床单塞于患者身下。

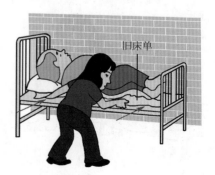

旧床单

（3）铺好半边新床单，另一半塞于旧床单下方。

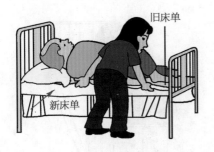

（4）使患者向照顾者一侧翻身，翻身后面向照顾者，身体挪至铺好的新床单上。

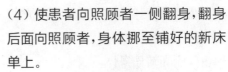

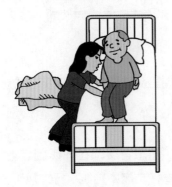

（5）去除旧床单，将床内侧新床单展平，帮助患者平卧于床中央。过程中注意预防老人坠床！

如何帮助卧床患者翻身？

1. 从仰卧位转变为侧卧位

（1）将患侧上臂放到胸前，健侧上臂移近枕头，自然弯曲。

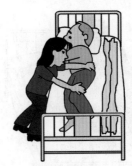

（2）将健侧的脚从患侧膝盖下方插入到患侧脚下方。

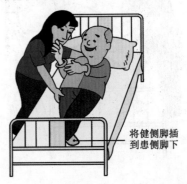

将健侧脚插到患侧脚下

（3）使患者面部转向要侧卧的方向，照护者抱住患者肩部及腰部，让患者向侧面转动身体。

（4）使患者腰部向背后移动，使侧卧位姿势稳定，避免身体失去平衡。

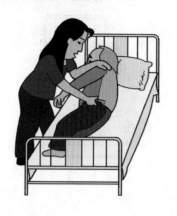

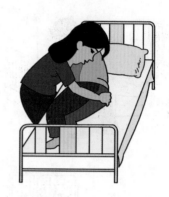

此后按照"脑卒中病房早期治疗"中体位摆放的要点摆放健侧卧位或者患侧卧位。

2. 从侧卧位转变为仰卧位

（1）移除垫在背部及上臂下方的垫子，枕头位置复原。

（2）将患者腰部拉向照顾者近侧，使得脊柱与床中轴线平行。双手扶住患者肩部及腰部，将患者向背后放倒，使其呈仰卧位。

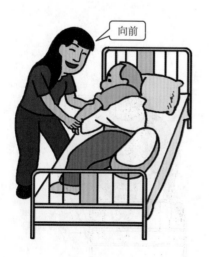

向前

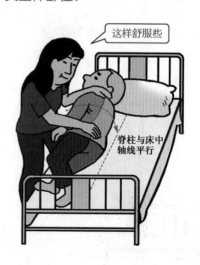

这样舒服些

脊柱与床中轴线平行

如何帮助卧床患者移向床头？

（1）帮助患者去枕仰卧，将枕头横立于床头。

（2）如果患者可以配合，让患者双手握床头，双腿屈膝，双脚蹬于床面上，向上用力。

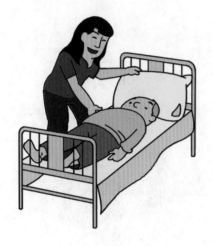

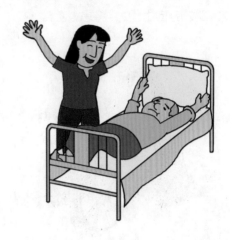

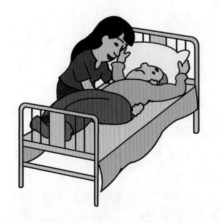

（3）照顾者一手托住患者肩背部，一手托于患者腰骶部，同时让患者双脚用力蹬床面，合力向上移动。

如何帮助患者上、下床？

详见 95 页"怎样在床、轮椅间自如地转移？"。

如何帮助患者上、下车?

1. 协助患者上车

（1）将车门全打开,照顾者将轮椅推至车门与车身之间,照顾者抓住患者腰带,向上用力,将患者抬起。

（2）慢慢转身,护着患者头部,将患者放于车座上。

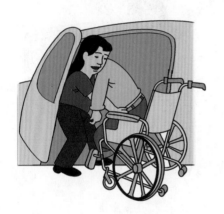

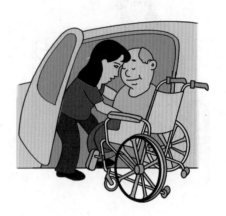

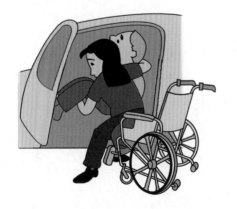

（3）一手扶住患者肩背部,一手托起患者腿部,放进车内。坐好后,系上安全带,检查患者四肢都进入车内后,轻轻关上车门。

2. 协助患者下车

（1）使患者手臂搭在照顾者肩上，照顾者贴紧患者身体，一手扶住患者肩膀，另一手抓住患者腰带，向上用力。

（2）保护患者头部，避免磕碰车门，转身使患者背对轮椅。

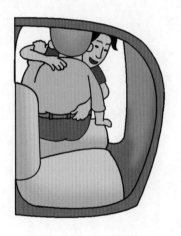

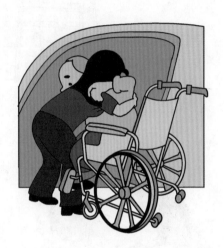

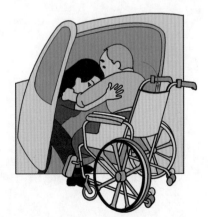

（3）轻轻将患者放在轮椅上。

常用辅具及照护技巧有哪些?

1. 普通框架助行器

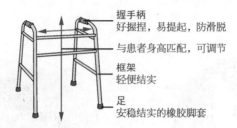

握手柄
好握捏，易提起，防滑脱

与患者身高匹配，可调节

框架
轻便结实

足
安稳结实的橡胶脚套

2. 照护患者使用普通框架助步器的方法

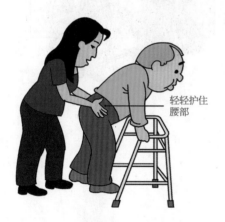

轻轻护住
腰部

（1）照顾者站在患者身后,支撑患者腰部。

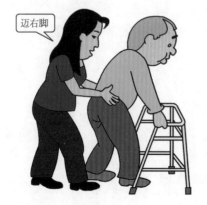

迈右脚

（2）照顾者与患者同时迈同侧脚,向前移动。

3. 拐杖的选择与利用

（1）拐杖的适宜长度：当患者直立、握住手柄，将拐杖着地端放在脚前方 15 厘米处，肘部呈 30°弯曲为宜。

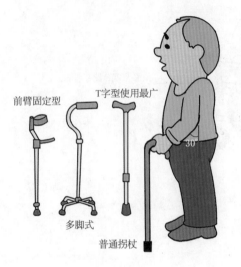

（2）照顾者站在患者偏瘫侧，一手扶住患者的手或肘部，另一手扶住患者腋下。

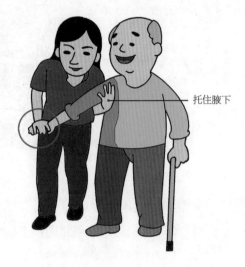

（3）照顾者与患者同时迈出同侧脚，同时两人重心同时向迈步一侧倾斜。

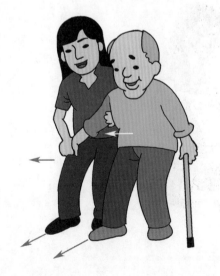

4. **轮椅的选择**·应结合患者的身体情况选择合适的轮椅,可参考下图。

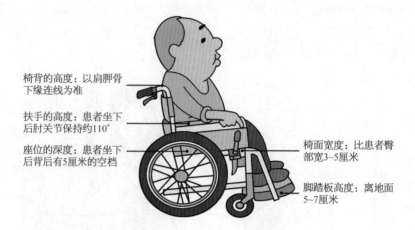

椅背的高度:以肩胛骨
下缘连线为准

扶手的高度:患者坐下
后肘关节保持约110°

座位的深度:患者坐下
后背后有5厘米的空档

椅面宽度:比患者臀
部宽3~5厘米

脚踏板高度:离地面
5~7厘米

5. **轮椅的使用方法**

(1) 推轮椅前进时和停止时应该确认的事项:参考下图。

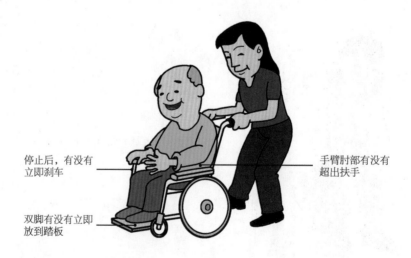

停止后,有没有
立即刹车

双脚有没有立即
放到踏板

手臂肘部有没有
超出扶手

（2）推轮椅上、下坡：上坡时，让患者上半身前倾，照顾者用力将轮椅向上推着前进。下坡时，背着身，慢慢地下坡，注意防止轮椅自动下滑。

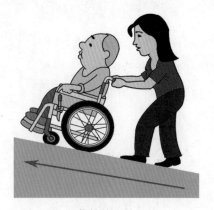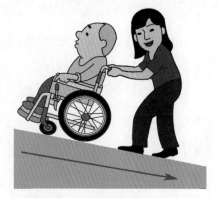

推轮椅上坡　　　　　　　　　　　　　　推轮椅下坡

（3）推轮椅上、下台阶：一人协助轮椅患者上、下台阶参见"正确使用助行器"中"偏瘫患者如何使用轮椅"。

（杜敏霞）

照顾者的身心防护

脑卒中患者的康复过程是漫长而艰辛的,照顾者在协助患者康复过程中承受身心压力,容易出现一系列问题。因此,有效的防护十分重要。

下面将为您介绍一些常用的身心护理方法,希望对您有帮助哦!

案例 张大姐,36 岁,其父亲张老伯 73 岁。1 个月前张老伯因脑卒中住院治疗,昨日医院护士通知张大姐张老伯可以出院了。张大姐说自己将主要负责照顾老人。护士叮嘱张大姐既要照顾好老人,也要做好自己身心健康的管理。

 案例中张大姐是其老父亲的主要照顾者,她想知道照顾者自身在照顾脑卒中患者的过程可能会出现哪些问题? 自己又应该如何维持好的状态?

照顾者可能会面临哪些挑战?

照顾者最常见的生理、心理及社会问题	
√ 筋疲力尽	√ 焦虑、抑郁
√ 发生慢性疾病	√ 孤独、无助
√ 睡眠困难	√ 缺乏支持

照顾者如何维持良好的状态?

照顾者身体健康是保障患者照顾质量的重要前提,照顾者在关注患者健康状况的同时,自身的健康同样不容忽视。采取以下措施,可能对您会有帮助。

（1）参与支持网络平台。

（2）与专业人士进行磋商，探讨倦怠问题。

（3）参加支持小组，接受反馈和应对策略。

（4）家庭成员轮流承担责任或者偶尔雇人帮助照顾患者。

（5）每日运动。

（6）保障安静的睡眠环境，保持睡眠规律。

（7）保持健康饮食。

（8）保持兴趣爱好。

（9）定期进行健康状况检查。

案例 张大姐作为张老伯的主要照顾者，在照顾患者过程中逐渐感觉疲劳、腰背酸痛、体力不支。希望能得到帮助，令自己能舒缓情绪，调适身体。

案例中张大姐作为张老伯的女儿，独自承担老父亲的照顾任务，照顾压力较大，此时应该如何帮助张大姐进行自己身心的照顾，预防相关躯体不适症状的发生呢？

照顾者如何识别自身体力局限，避免过度疲劳？

照顾者身体健康是保障照顾质量的前提，照顾者在关注患者健康状况的同时，个人身体健康不容忽视。照顾者要认识到自己身心能量都是有局限的，要了解自己的疲惫程度。

如果照顾者出现以下症状，说明可能存在过度疲劳。

- 觉得很沮丧。
- 有一种持续不断的疲劳感。
- 对工作的兴趣减少。
- 工作效率下降。
- 从社会交往中退出。

- 使用兴奋剂和酒精的次数增加。
- 饮食模式发生了改变。
- 有一种无助的感觉。

照顾者如何预防腰痛？

在照护患者过程中，经常会因姿势不当、过度劳累等原因引起腰痛。坚持腰部肌肉锻炼（可参考下图），可以预防腰痛发生。

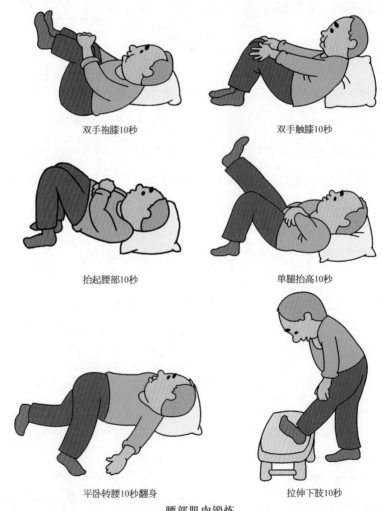

双手抱膝10秒　　　　　　　　双手触膝10秒

抬起腰部10秒　　　　　　　　单腿抬高10秒

平卧转腰10秒翻身　　　　　拉伸下肢10秒

腰部肌肉锻炼

照顾者如何进行心理调适?

　　焦虑、抑郁是照顾者常见的心理问题,不良的心理状况不仅会影响照顾者的身心健康,还会直接影响照顾质量。您可以通过 PHQ‐9 抑郁症筛查量表,完成以下题目,看看您是否处于抑郁状态。

抑郁症筛查量表

过去的 2 周里,您生活中以下症状出现的频率有多少?　请把相应的数字加起来得出一个总分。

筛　查　条　目	没有	有几天	一半以上时间	几乎天天
做什么事都没兴趣、没意思	0	1	2	3
感到心情低落、抑郁,没希望	0	1	2	3
入睡困难,总是醒着,或睡得太多、嗜睡	0	1	2	3
常感到很疲倦、没劲	0	1	2	3
胃口不好或吃得太多	0	1	2	3
自己对自己不满,觉得自己是个失败者或让家人丢脸了	0	1	2	3
无法集中精力,即便是读报纸或看电视时,或者出现记忆力下降	0	1	2	3
行动或说话缓慢到引起人们的注意,或坐卧不安、烦躁易怒、到处走动	0	1	2	3
有不如一死了之的念头或有想伤害自己的念头	0	1	2	3
总　　分				

1. 总分分类及建议

● 0~4 分:没有抑郁症——**注意自我保重。**

● 5~9 分:可能有轻微抑郁症——**建议咨询心理医生或心理医学工作者。**

● 10~14 分:可能有中度抑郁症——**最好咨询心理医生或心理医学工作者。**

● 15~19 分:可能有中重度抑郁症——**建议咨询心理医生或精神科医生。**

- 20~27分：可能有重度抑郁症——**一定要看心理医生或精神科医生。**

2. 照顾者要体会照顾获益，保持积极心态·照护家人虽然增加了我们的负担，但是，照护过程也会给我们带来一些收获。这些积极的体验将会帮助我们更好地保持积极心态，愉快地参与到对家人的照护中来。

请您回忆一下照顾家人的过程中有过的满足体验，例如：

- 自己能够帮助到家人感到非常满足。

- 和家人的关系更加亲密了。

- 在照顾家人过程中，更好地体现了自身的价值。

让我们尝试每周抽出 20~30 分钟的时间记录一下自己较为满意的照顾体验吧，它可能会帮助您缓解照顾中压抑、焦虑的心理，更好地参与到对家人的照顾过程中。

_____

_____

_____

_____

_____

_____

_____

_____

（杜敏霞）

脑卒中管理的社会与信息资源

　　脑卒中是一种慢性疾病,患病后有一个长期的恢复和适应过程,生病后还需要经常复查。在生病后脑卒中患者和家属都需要多方的资源来应对脑卒中带来的挑战。

　　为了帮助患者和家属更好地进行脑卒中的自我管理,下面将主要介绍脑卒中管理过程中可能需要的相关资源。

> 王老伯 65 岁,前些时候被确诊为脑梗死,现在在家康复,医生建议每个月看一次门诊。由于医生的号比较紧俏,每次王老伯的家人都要非常早地去排队挂号,而且有的时候还挂不到。有没有什么更好的办法呢?

　　其实现在医院有很多预约挂号途径,一起来了解下吧!

有哪些挂号和就诊新途径?

　　1. **电话预约**·您可拨打电话 95169(挂号网)、4009202323(导医通),某些地方有当地医院的导航电话,如上海有 021 - 114(114 名医导航)等,拨通相应电话按语音提示进行预约。

　　2. **现场预约**·您可凭本人的身份证/医保卡等有效证件原件,到门诊大厅预约接待处预约,或通过医院门诊自助预约挂号机预约。

　　3. **诊间预约**·有的医院可以由看诊专家/医生,在看诊结束前,按需预约复诊。不过仅限本专家的门诊哦!

　　4. **医院官方移动网络平台**·有些医院有自己的移动网络平台(手机客户端/APP)。医院官方移动网络平台的特点是,只包括这一个医院的信息,常常有医院介绍、挂号等内容。您可以在手机的"应用商店/APP 商城"中搜索医院的名称,下载相应医院的客户端。

(1) 以上海长海医院为例(下同),在"应用商店/APP 商城"中搜索页面输入"长海医院",页面会出现"掌上长海"应用程序,点击右侧云形下载图标完成下载。

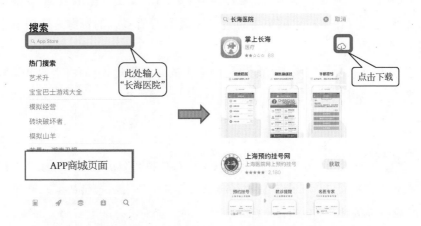

(2) 点击掌上长海 APP,进入长海医院 APP 界面。

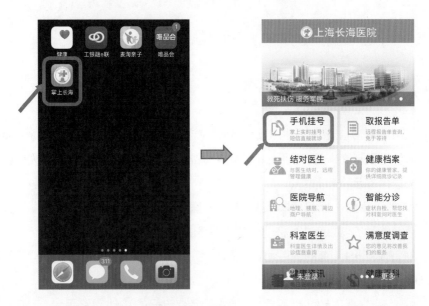

(3) 点击手机挂号,注册登录后您就可以在手机上挂号预约了,减少了去医院排队等候的时间。

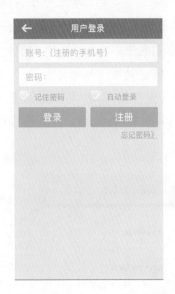 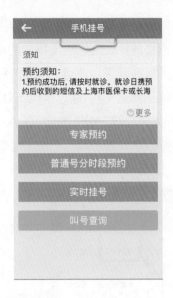

5. 第三方网络平台·第三方网络平台是指除了医院官方、医院专有的移动客户端（APP）之外，其他的网络平台。这些网络平台往往汇总了很多医院的挂号信息。

（1）互联网平台：有些第三方互联网平台中有便民服务，您可以注册登录后查找相应医院的名称并进行预约挂号。以上海申康医院发展中心医疗预约平台为例，在网页地址栏输入网址"https://www.yuyue.shdc.org.cn"进入主页，注册登录。

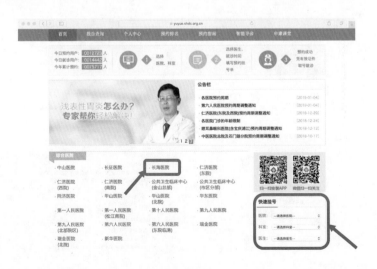

您可以浏览左侧的医院列表,从中选择长海医院;您也可以从右侧"直接挂号"区域,直接选择长海医院及相应的科室和医生。

类似的互联网平台还有:上海助医网、挂号网等。

(2)移动网络平台:通过手机下载好大夫在线、微医、平安好医生等 APP。

以"好大夫在线"APP 为例,在 APP 中点击"去挂号",进入选择挂号医院页面,输入搜索"长海医院"。

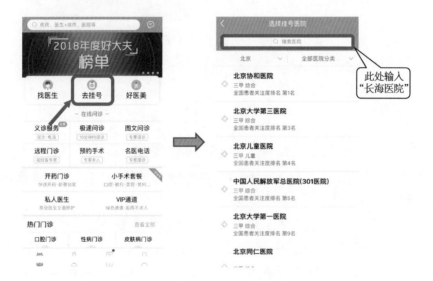

选择医院科室,点击进入后即可看到挂号医生列表,您可以根据需求挂号。

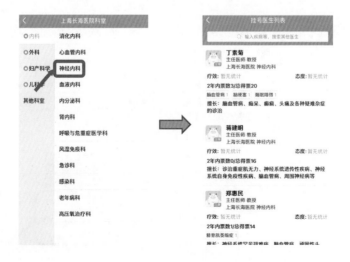

此外,您还可以在微信、支付宝等应用程序中找到挂号模块。

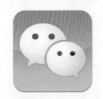

微信平台

打开微信 APP"微信→支付→城市服务→挂号平台"。

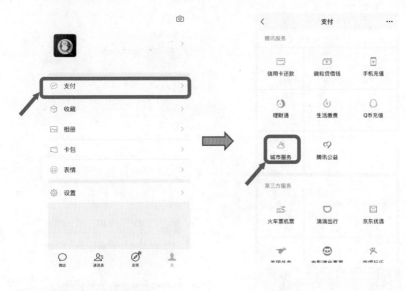

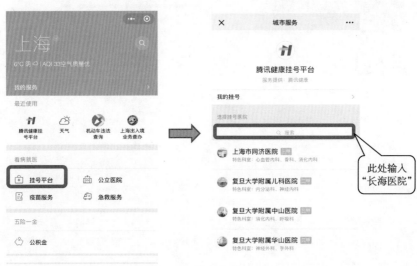

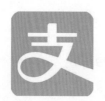

支付宝平台

打开支付宝 APP"支付宝→城市服务→医疗→挂号就诊"。

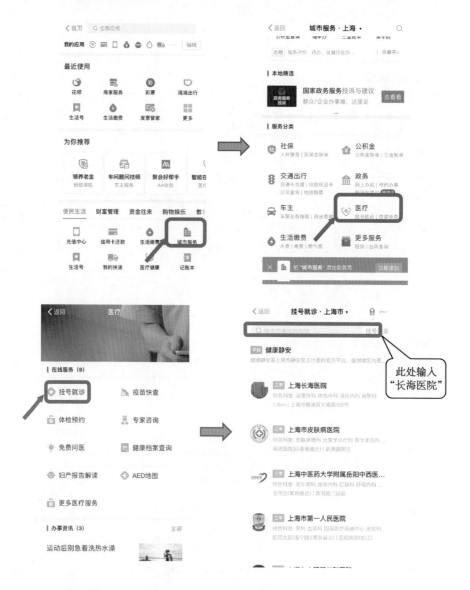

王老伯自从患脑梗死以后,生活中遇到了很多问题,有时门诊时间很短,也问不了医生多少问题。他想知道从哪里可以查到可靠的脑卒中相关信息呢?

随着社会的发展和技术的进步,有很多资源可供患者参考。常见的包括网络资源、微信公众号、手机 APP。

有哪些途径可获得管理脑卒中的信息资源?

1. 第三方网络平台·可通过以下网络平台获取管理脑卒中的信息资源。

(1) 上海市残疾人联合会 http://www.shdisabled.gov.cn/。

(2) 中国心脑血管病网 http://www.cnstroke.com/。

(3) 中国卒中中心联盟 http://csca.chinastroke.net/。

2. 微信公众号·可通过以下微信公众号获取管理脑卒中的信息资源。

中国心脑健康	卒中防治
康复时间	康复汇
居家康复指南	青松康复护理
全球康复资讯	小大夫漫画

3. **手机 APP**·可通过以下 APP 获取管理脑卒中的信息资源。

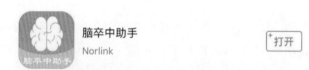

脑卒中助手

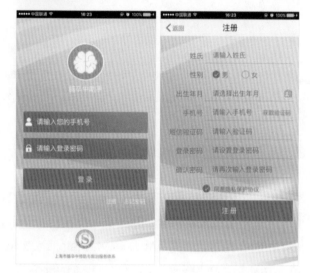

脑卒中网

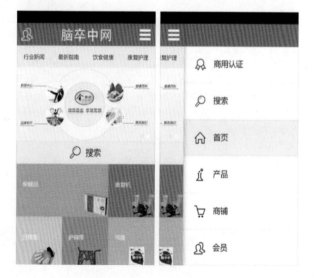

预防脑卒中

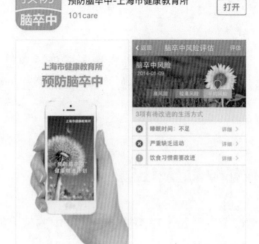

脑卒中管理

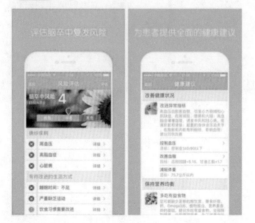

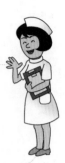 本部分提供了很多资源供患者参考,但具体涉及疾病变化、用药等还需要咨询医生的意见。

照顾者如何利用家庭及社会资源?

1. **合理协调家庭资源**·在照护患有脑卒中的家人时,合理安排家庭成员所承担的照护内容及时间,会使您的照护更轻松!

您可以尝试一下,和您的家人协商分担照护角色,并且制定一份可行的照护计划表,这可能会对您很有帮助哦!

家庭照护计划表

7:30	起床
8:00	洗漱
8:30	进食
9:00	服药
……	……

2. 积极寻求社会资源 · 以上海为例，上海市民政局开通养老服务平台（网址 http://www.shweilao.cn/），平台囊括上海市数千家养老服务设施及机构信息，包含养老院、长者照护之家、社区综合为老服务中心、日间照护机构、助餐服务场所、社区养老服务组织、护理站（院）等七大类，面向公众提供精准、便捷、高效、翔实的信息查询服务。

有些机构还提供喘息服务，目的在于给家庭照护者一个喘息的机会，使其得到短暂的休息，减轻其身心负担，同时提高失能脑卒中患者的生活质量。上海市在部分区县陆续试点推出喘息服务，针对家庭长期照顾者的心理辅导、机构培训系列服务，包括照顾老人经验交流、照顾老人和康复技巧训练等试点服务，具体信息可以咨询当地社区事务中心。

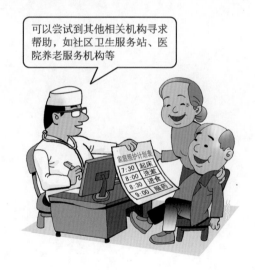

（李玉霞　张　薇）